U0121521

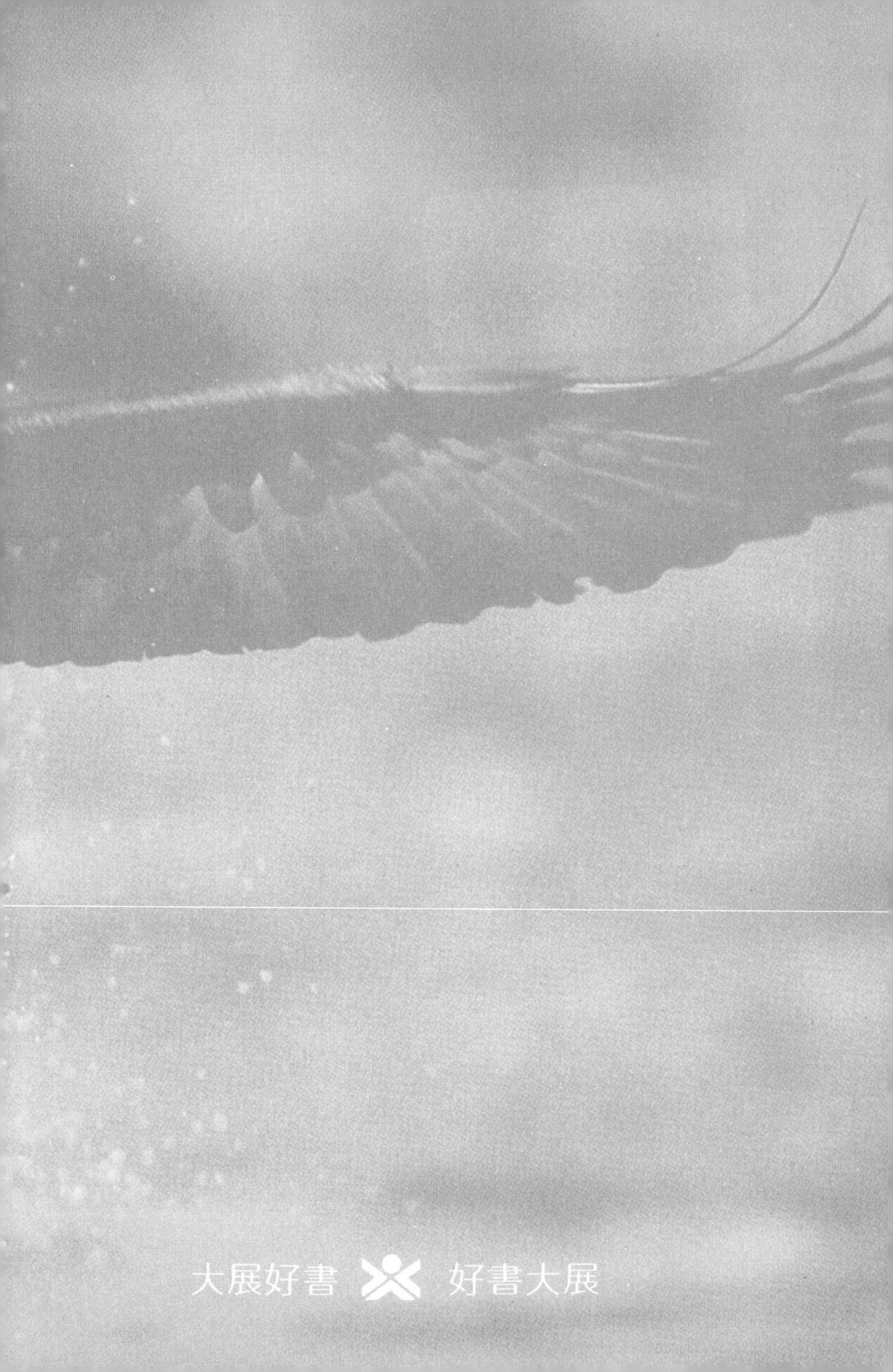
大展好書 好書大展

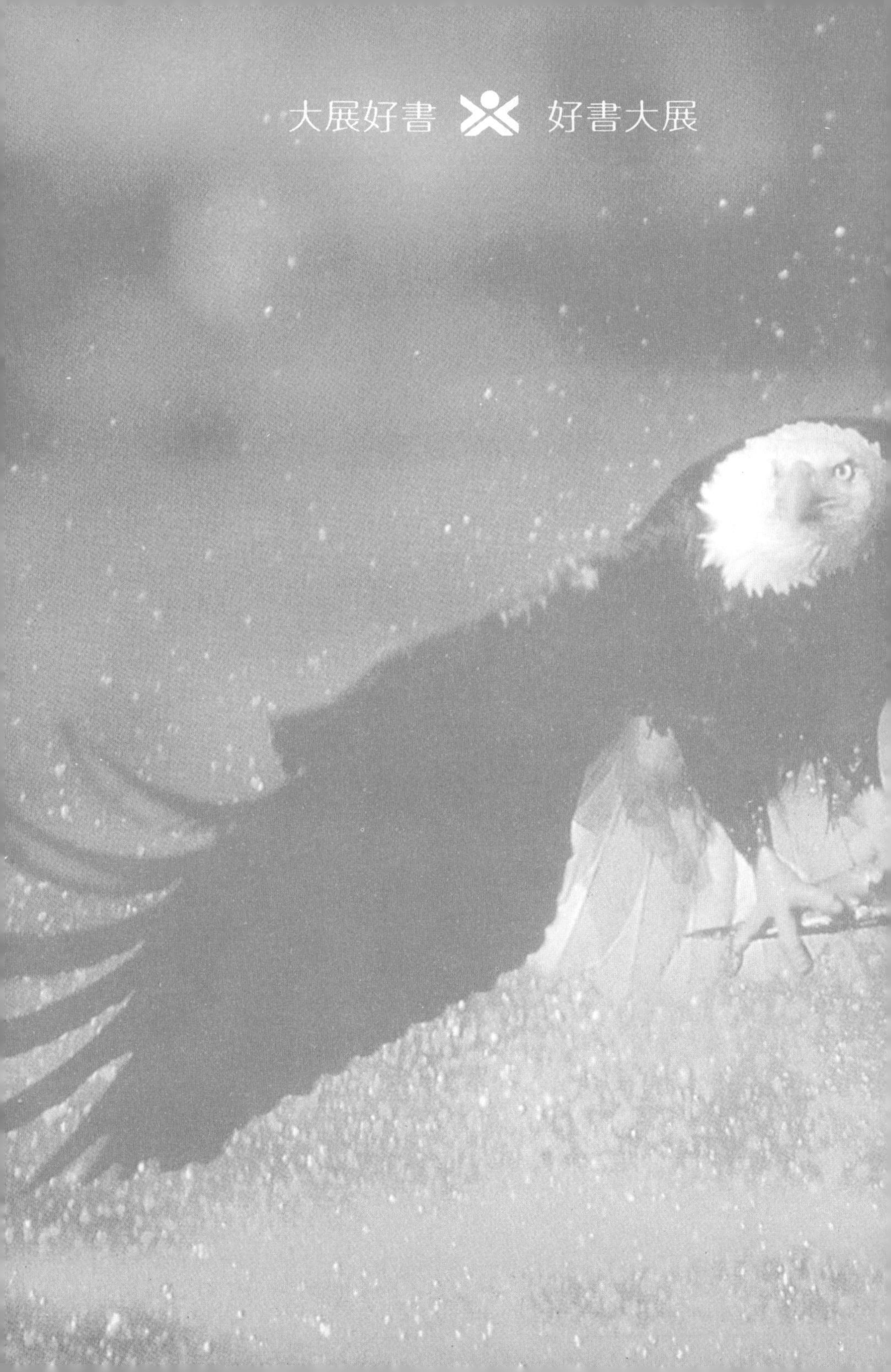
大展好書 好書大展

家庭醫學保健

51

了解避孕丸

北村邦夫／著

林 玉 佩／譯

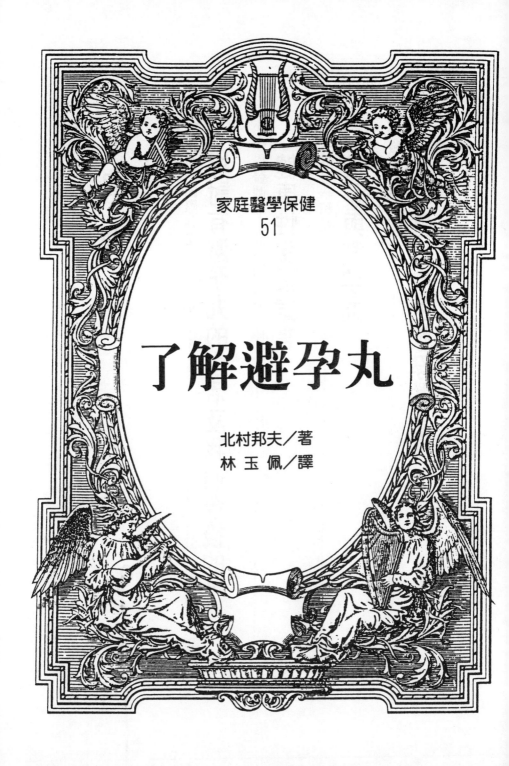

目錄

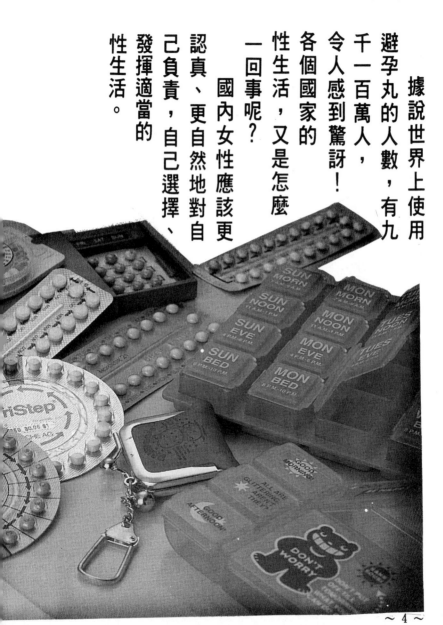

據說世界上使用避孕丸的人數，有九千一百萬人，令人感到驚訝！各個國家的性生活，又是怎麼一回事呢？

國內女性應該更認真、更自然地對自己負責，自己選擇、發揮適當的性生活。

●世界上所使用的經口避孕丸（低用量）

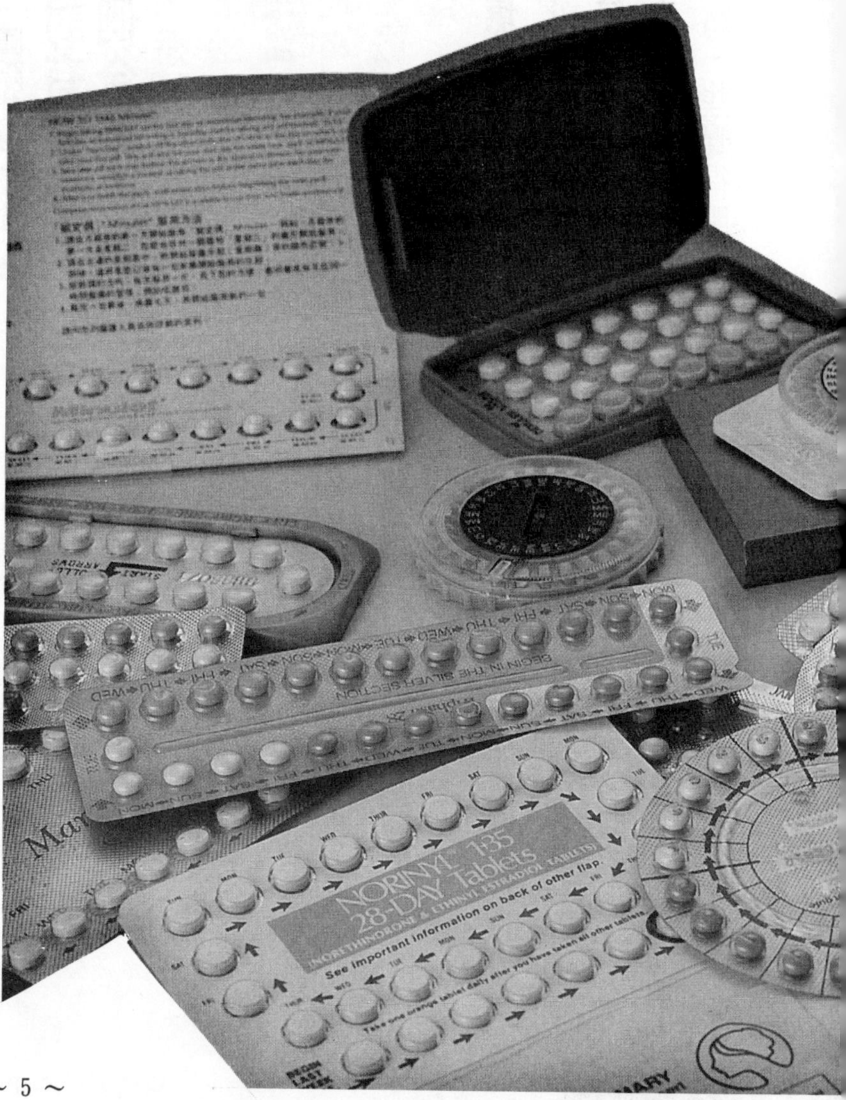

①卷頭「國際井邊」座談會

探討有避孕丸的生活及我們今後的性

堪稱使用避孕丸前輩的國家，包括加拿大、荷蘭、英國等地，的確為了避孕，政府應該免費供應避孕丸。

為一些覺得服用避孕丸

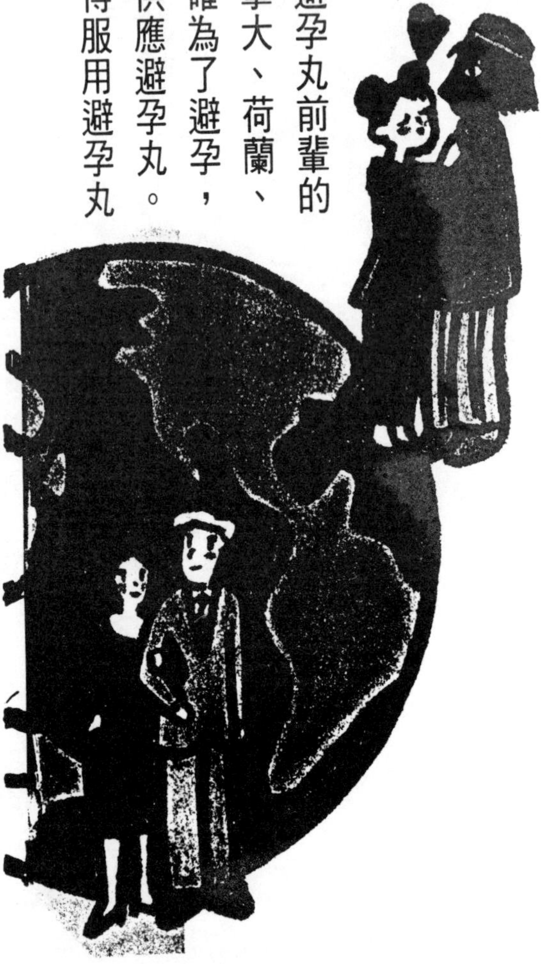

，就好像每天刷牙般自然的人，介紹一些關於避孕丸的資訊。

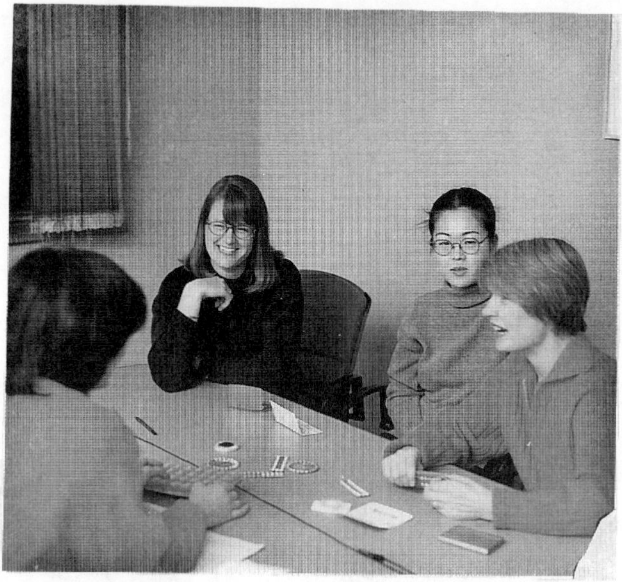

●出席者的國籍，加拿大＝加，中國＝中，美國＝美，荷蘭＝荷，英國＝英，為代稱。

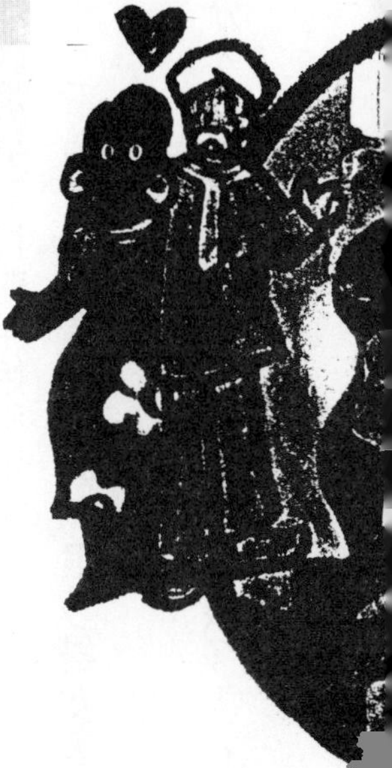

服用避孕丸的前輩——歐美的女性們，什麼時候開始服用避孕丸呢？長時間持續服用會不會產生什麼問題？而還沒服用避孕丸的我們，對於避孕丸有許多不了解的事項，對於墮胎到底有什麼想法呢？聚集各國的女性們，請她們坦白說出對於避孕丸的想法。

到了一定年齡服用避孕丸是理所當然的事情

（主持人）避孕丸在日本還不普遍，不知道大家什麼時候，是以何種理由開始服用的？

（谷安：加）我在十四歲開始服用，已經服用十五年。來經時有經痛的煩惱而開始服用。十年前，才開始以避孕為目的開始服用。

（金：中）我沒有服用過避孕丸。不過，聽說在加拿大，很多婦女因為經痛而服用避孕丸。

（谷安：加）一般而言，大部分人為了避孕而服用避孕丸。很多人在

十八、十九歲即開始服用。而我因遺傳的關係，擔心子宮癌的問題，也包括防癌的意識在內，在母親的建議下開始服用。連父親都灌輸我和妹妹一些關於避孕丸的知識。

（主持人）其他有沒有是因為避孕以外的目的，而服用避孕丸的呢？

（瑪莉亞：荷）我從二十歲開始服用，已經服用了十年。不過，現在已經不服用了。當初是以避孕為目的而服用的。但是，我參加了大學醫院進行的避孕丸實驗，不知實驗結果如何。這個實驗是要請吸煙者和非吸煙者，持續服用避孕丸三個月，觀察血液的變化。

（金：中）聽說吸煙的人服用避孕丸有害！

（瑪莉亞：荷

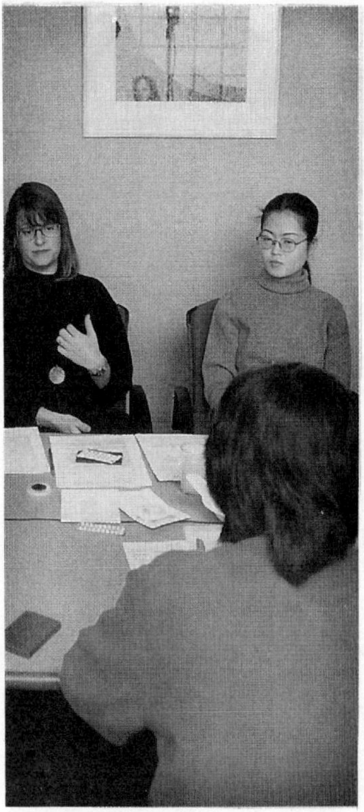

）嗯！血管阻塞容易引起血栓症。

（維琪：加）我也是因為想避孕而服用了十六年。現在因為無法戒煙，而不再服用避孕丸。醫生說吸煙者服用避孕丸，致癌率極高，而且對於子宮及血壓也會造成影響。

（莉茲：美）最初為了避孕，而服用高用量的避孕丸。後來更換使用保險套，二年半前又開始服用避孕丸，不過是低用量的。因為保險套比較麻煩，而避孕丸具有百分之百的避孕效果，而且不像戴保險套，必須中途停下來，而能夠達到百分之兩百之性的歡愉……（笑）。

（瑪莉亞：荷）我在就讀高中的時候，認為避孕一定要使用避孕丸，而且確實有效。高中時候，女性服用避孕丸，是理所當然的事情。

（維琪：加）服用避孕丸是最有效而且使用簡便的避孕法，對健康也無害……。對我來說，避孕丸就好像刷牙一樣的日常行為，我不知道為什麼大家要討論避孕丸的問題，真是不可思議。

（莉莎：英）我在中途也曾經停止過一陣子，但是十八歲開始一直持續服用到現在。女性有其選擇權，決定要不要服用避孕丸來避孕。而且它的效果確實不錯……。

不要考慮避孕丸的副作用，而要考慮它的副效用

（主持人）先前莉茲表示，使用過高用量的避孕丸，你們的情形又如何呢？

（谷安：加）我剛開始服用時只有高用量的避孕丸，因此服用高用量的避孕丸，當然有頭痛的毛病，體重也增加，後來更換其它的避孕丸，服用中高用量的避孕丸，不過擔心副作用的問題，故現在使用低用量的避孕丸。其中的卵泡荷爾蒙含量，是屬於低量的，不過黃體荷爾蒙卻比一般更高。避孕丸用來避孕當然不錯，因為其他的避孕用具必須在男朋友或女朋友面前使用，而避孕丸私底下即可服用，不會感到難為情。當然自己用起來簡便，能夠自行控制，只要六個月看一次醫生，就可以了。

（莉茲：美）我最初使用中高用量的避孕丸，當時體重增加，容易感

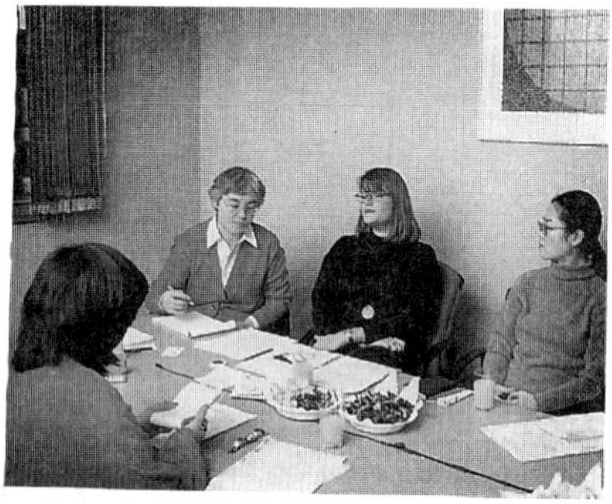

到疲倦，心情感到不愉快，但是這些症狀，三個月就消失了……。服用避孕丸的期間，是處於妊娠的狀態下，所以會很明顯的產生異常感，三年來即停止使用。後來，醫生建議我服用低用量的避孕丸，服用後不再覺得不舒服，所以現在持續服用。原本我就不喜歡吃藥。我七十歲的母親是護士，年齡大了，因此需要卵泡荷爾蒙，才服用避孕丸，所以我認為這是非常好的藥，能讓我產生安全感。

（主持人）此外，還有中高用量避孕丸的副作用出現嗎？

（莉茲：美）是啊！會有胸部嚴重發脹的問題。胸部變大了，停止服用後即恢復原狀，感到有點遺憾……（笑）。

（莉莎：英）這麼說來，如果不服用避孕丸，不就好像生理期前的情

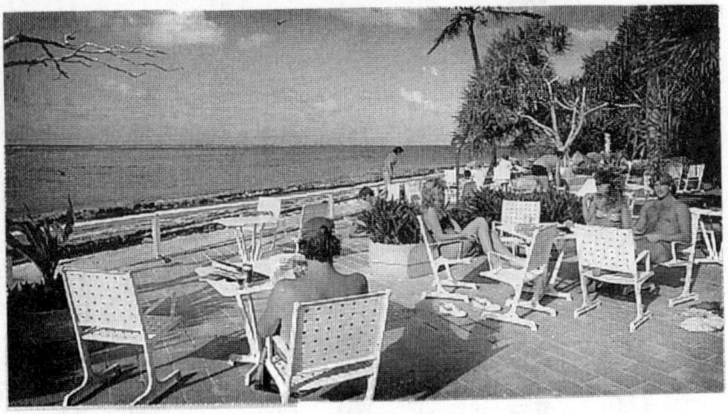

形嗎？

（維琪：加）我服用避孕丸幾年後停止服用，卻出現了各種症狀……。長期使用避孕丸停止之後，生理痛變得更嚴重，情緒也不穩定，可能是水分較少的原因。無法戴隱形眼鏡，會有浮腫的現象出現……。避孕丸不僅能夠調節體溫，而且能夠使身體穩定，調整月經，是優點多多的藥物。我的兩個姐姐，在醫師的指示下，服用五到六種的避孕丸，對於一直無法發現適合自己的避孕丸，感到非常的辛苦。

（莉莎：英）基於體質的差異，有些人不能使用避孕丸。

（瑪利亞：荷）我聽說服用避孕丸，月

經前焦躁的現象會減少，而且對皮膚也很好，不會長腫疱或是面皰。我因為月經不順，服用避孕丸後，知道月經什麼時候來，容易制定各種的計劃，而且生理痛和腰的倦怠感也減少了。

（谷安：加）服用避孕丸後，子宮內膜的平衡良好，有助於預防子宮癌呢！

（金：中）大家都想到避孕丸可怕的副作用，但是現在避孕丸幾乎沒有副作用，而且最好的就是，它有一些副效用。現在我雖然懷孕了，不需要使用避孕丸，但是我覺得還是要重新評估避孕丸的好處。

在何處花多少錢購買避孕丸，覺得多少錢是合理的價格

（主持人）在國內還無法買到低用量的避孕丸，大家是如何購買的呢？

（莉莎：英）由日本的家庭醫生開處方箋，再將處方箋寄到蘇格蘭給姐姐，請她為我寄來六個月量的避孕丸。醫生並不喜歡這樣的方式，但基

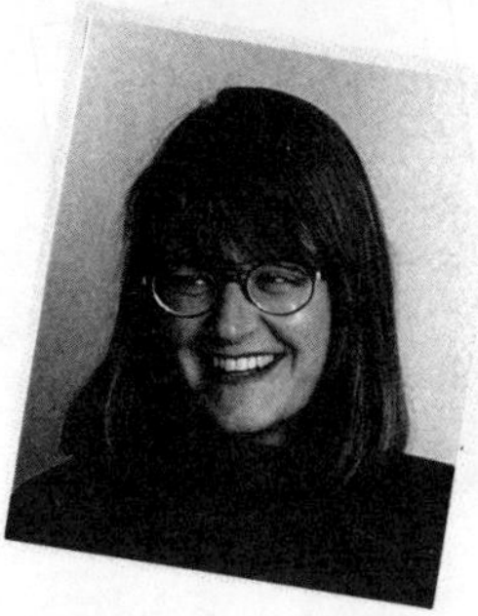

谷安・馬克法丁

出生於加拿大，現年31歲。15年前，為了緩和生理痛，而開始服用避孕丸，現在仍持續服用。目前單身，沒有懷孕的經驗，曾服用過高用量、中用量、低用量的避孕丸等。來日本居住4年半，職業是人力資源開發顧問。

於義務，醫生會每六個月，為我做一次檢診。

（莉茲：美）長期問診於同一家醫院，而建立良好的關係。請醫師開處方箋，再請哥哥從美國送來。

（維琪：加）回加拿大兩次，購買兩年的份量，來這裡服用。

（主持人）在異國生活真是非常的辛苦！在各自的國家中，是以何種方式，購買避孕丸，價錢又是多少呢？

（瑪莉亞：荷）荷蘭是採用家庭醫生制度，不用上醫院。方式卻是相同的，請家庭醫生開處方箋，再到藥局購買。價格方面，一個月量約為一千日幣，不過避孕丸可使用

金 真

出生於中國，現年 28 歲，目前懷孕中，和丈夫二人住在一起，職業是學生，先生也是中國人，在公司上班。對避孕丸的副作用感到不安，因為沒有服用的經驗。

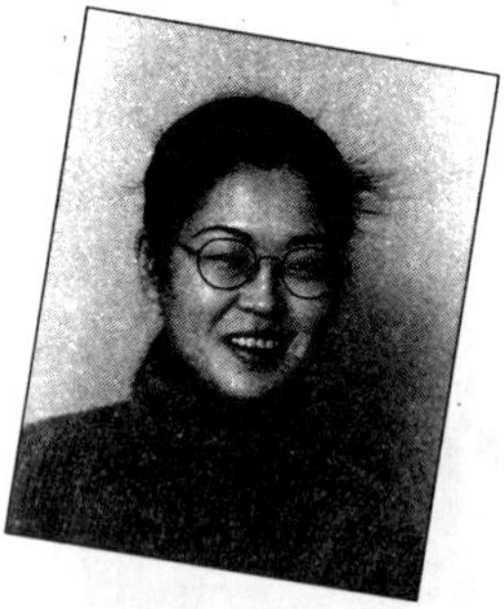

保險給付，最後可全額退回，是免費的。保險套一盒還要三百日幣。

（谷安：加）在加拿大最初去看醫生，請醫生開適合自己的處方箋，每個月再接受醫生的檢診。不住在加拿大的話，最多拿到十二個月的避孕丸量。我會去控制生育中心，那裡有女性的婦科醫師，具有最尖端的醫學情報……。不過，我還是會和家庭醫師商量，若醫師無法治療的話，就到醫院去請專門醫生診治。因為全家人都看家庭醫師，所以醫師對家庭系統和體質比較了解，所以什麼事都可以商量，當然他也會遵守我們的隱私權，即使對父母也不會說出秘密來。家庭醫師可以為我選擇適合體質的避孕丸，每三

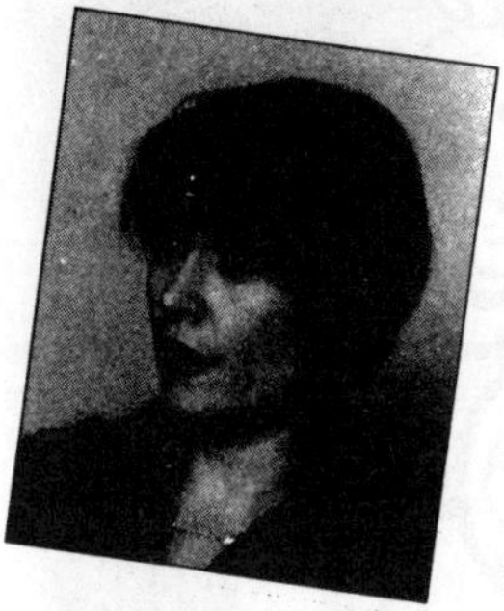

莉茲・巴西

出生於美國，現年 36 歲，在日本居住六年半。為了避孕而開始使用避孕丸，使用的是高用量避孕丸，對身體產生副作用，曾中斷服用一陣子。後來使用保險套，兩年半前知道了低用量避孕丸，才繼續服用。任職於花旗銀行。

個月進行一次檢查。像住在國外的人，不能常去看家庭醫師，醫師會為我們開一年份的避孕丸。除了家庭醫師外，在診所也可以買得到，這裡的醫師知道子宮癌、乳癌的最新資訊，在這可以買到避孕丸，價格一個月約六美元。不過如果有處方箋的話，可到藥局購買，一個月二十五美元。

我認為這個價格太貴了。例如在美國，十六歲懷孕的年輕人很多，他們覺得避孕丸太貴，而無法購買，結果懷孕了，避孕丸應是免費配給才對。我想在美國，一個月量的避孕丸，大概需要十五到二十美元吧！而一盒保險套，也需要五到十美元。

（維琪：加）加拿大因各州的不同，保

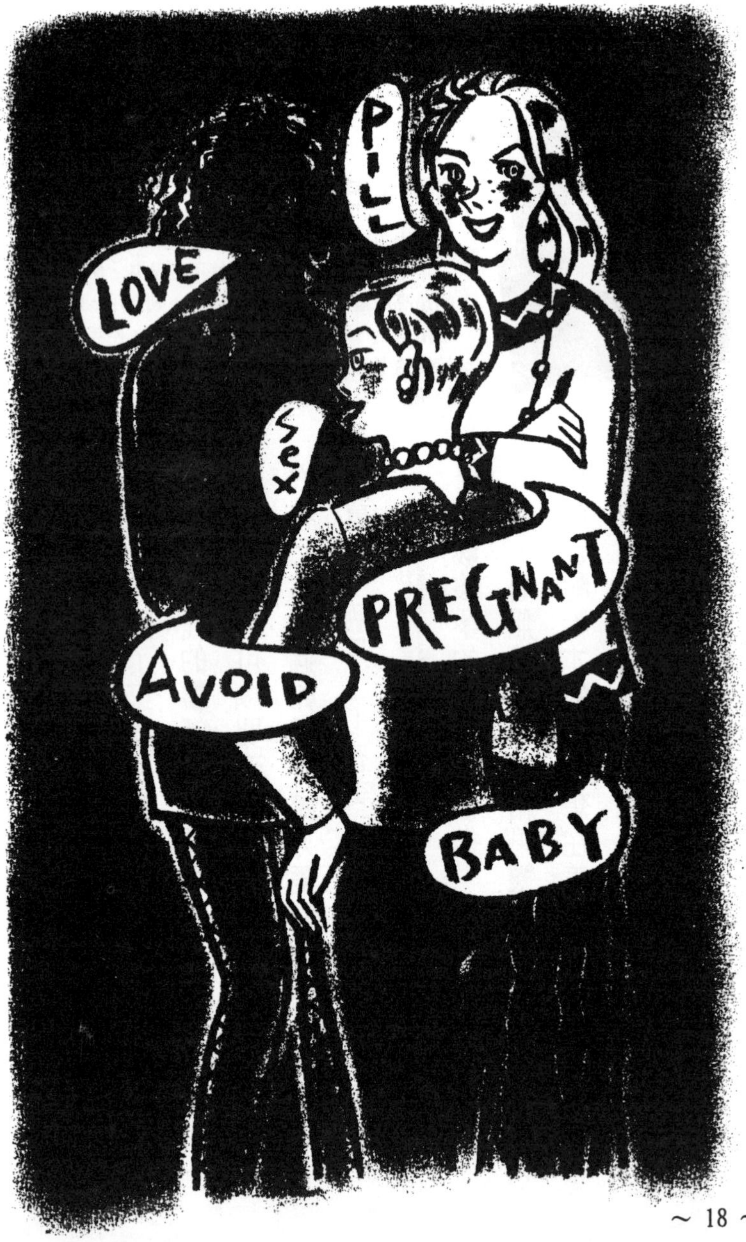
PILL
LOVE
SEX
PREGNANT
AVOID
BABY

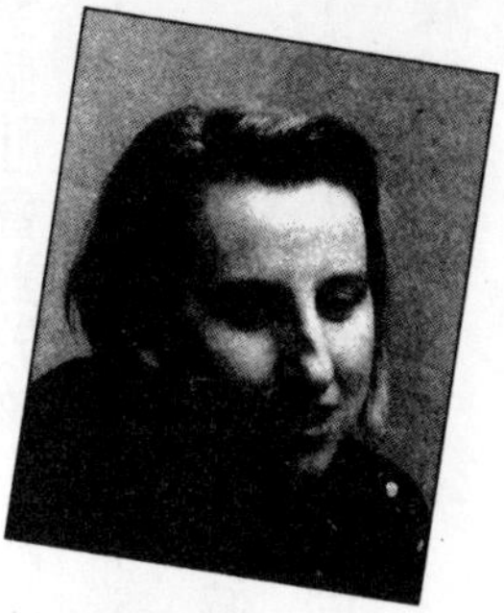

瑪莉亞・克生吉

出生於荷蘭，現年 31 歲，ＯＬ。20 歲開始服用避孕丸，至今已 10 年，現在中止服用。來日本 4 個月。10 年來曾到日本居住過幾次，總計停留時間約五年。關於避孕丸方面，個人也很感興趣，經常請朋友從荷蘭寄來資料。目前和丈夫及一個孩子一起生活。

險制度也不同……。我最初是使用政府的輔助金，一個月五美元，覺得很便宜。不過，保險制度改變後，價格提高了，現在不是加拿大籍的人，價格就更貴了，因為是每個月持續服用的藥物，一年大概要花費數百美元，而且要持續幾十年……。還是覺得價格太貴了，保險制度改變時，電視媒體和輿論，都傾向於應免費供應。

（莉莎：英）在這方面，蘇格蘭的制度就比較好，避孕丸可從家庭計劃中心和醫師那裡拿到。在家庭計劃中心，所有的避孕器具都是免費的，服用避孕丸，須三個月檢診一次，不過全部都免費，由有錢人捐贈，當然不能強迫捐贈，也沒有既定的金額。我想，整個社會對於孩子的生產及避孕，都需要負責任才對，因此經濟拮据的人，也能平等地來避孕，我覺得這是很好的制度。

（莉茲：美）很遺憾的，在美國完全不一樣，並沒有像國民保險的制度，每個人都會加入不同的保險……。像我一年就須支付三百二十五美元的保險金。

（金：中）在中國，避孕丸很便宜，不需要處方箋，想買的時候，到藥局去可挑選自己喜歡的種類。中國推行一胎化政策，生兩個孩子還可以，但是三個孩子就得受罰……。因此，避孕是很自由的事，生完小孩的中年女性會使用避孕丸，年輕女性為了方便會使用保險套。中年女性最初服用避孕丸時，必須去看醫生，和醫生商量。但是，年輕人到婦產科覺得難為情，因此直接到藥局購買。

（谷安：加）以這種方式使用避孕丸的話，可能會導致子宮內膜癌蔓延。子宮內膜癌是子宮內膜平衡失調，而發生的癌症。而且子宮內膜癌會迅速擴展，大概在四到六個月內，即會發展到相當嚴重的地步。避孕丸能夠恢復子宮內膜的平衡，預防子宮內膜癌。可是如果持續服用與自己體質不合的避孕丸，會造成反效果。而且要接受定期的檢診，否則的話，即使出現負面影響，也無法發現。

（主持人）日本現在只能使用中高量的避孕丸，種類的選擇較少，是很不幸的狀況。價格方面，一個月三千日幣，並不貴，但並不是任何人都很輕鬆地購買。

墮胎是必要的選擇方法，但是只能當成最後手段

（主持人）如果不幸懷孕的話，會不會輕易墮胎呢？

（維琪：加）在加拿大是允許自由墮胎的，但是要考慮精神、身體的傷害，因此，沒有其他選擇的話，才允許墮胎。可是不允許二次以上的墮胎。

（谷安：加）在加拿大，執行墮胎前，須由醫生開立書面的證明。如有正當的理由的話，墮胎須花費五百到一千美元。在墮胎手術前的手續過

程冗長，精神上備受煎熬……。想要墮胎的女性，如果對墮胎沒有堅定的信念，在各個過程環節中，還可以重新考慮。墮胎真的是一件很困難的事。此外，普通的醫生確認懷孕後，還須到婦產科和醫師商量，才能到執行墮胎手術的醫院墮胎。墮胎後要接受兩次醫生的診察。有這麼多的避孕方法可供選擇，但是卻懷孕了，不得不墮胎，的確讓人難以了解。

加拿大在三年前，通過法律規定不允許墮胎。整個社會福利非常完善，對未婚媽媽會伸出援手，生產完後會加以照顧。如果可以選擇的話，我認為法律應該允許墮胎。

（金：中）在中國，如果不希望懷孕的話，都是以墮胎的方法，偷偷到醫院去，神不知鬼不覺的就墮胎了，手術很簡單，大概在三百日幣左右。

（莉茲：美）在美國，因為州的不同，有些地方墮胎是合法的，但是牽涉到政治意識的問題，有些人抱持著否定的態度。很多人是偷偷摸摸地去墮胎。

（莉莎：英）在英國可以自由墮胎，但只能當成最後的手段。大多數的人認為墮胎等於殺人，而且對健康會造成不良的影響……。

（金：中）日本也是墮胎自由的國家嘛！

（主持人）不接受避孕效果百分之百的避孕丸，而要接受墮胎手術，況且還需要對方的同意書。事實上，雖然能夠自由墮胎，但我認為這是本末倒置的作法。

女性本身要有避孕的自覺，而且要認同避孕丸

（主持人）在日本，認可避孕丸進度緩慢的理由，你們認為是什麼呢？

（谷安：加）可能是女性對權利意識沒有主見，而且對避孕丸沒有了解。我有些日本的朋友，卻很少交換這方面的心得，服用避孕丸的人也很少，所以沒有人可供諮詢。我想，推廣避孕丸普及化，應是醫生的責任。

（莉莎：英）我個人無法了解，避孕丸在日本為何無法合法化。在其

他國家，已經被當成最普遍的避孕法了。我真的不了解這是什麼原因。日本大多數的人都使用保險套，而且墮胎的例子很多，難道日本的醫生都是靠墮胎來維持生計嗎？這只是我的猜測啦！若真是如此，很讓人感到遺憾。

（瑪利亞：荷）在荷蘭墮胎是合法的。所以，有些人刻意從歐洲的比利時、德國，到此地墮胎。不過，在荷蘭可以隨時用避孕丸避孕，所以墮胎的荷蘭人很少。在日本墮胎的人很多，可能是避孕丸不普及的緣故吧。我想，日本人應更早認同女性的權利才對……。

生為女性和開處方的醫生兩者都必須努力認同避孕丸

（谷安：加）避孕產業對醫生來說，可能是賺不到錢的。通常在婦產科，都是藉著生產、墮胎、子宮癌的檢查來得到收入。如果大家好好避孕的話，就不須動墮胎手術，也不用擔心懷孕的問題，因此，醫生的收入就會減少，如果真是如此的話，製藥公司只要建立支援醫生的制度就可以了。在加拿大，製藥公司會免費供應醫生避孕丸，而醫生則可以酌量收費賣給患者，這個差額和開處方箋的錢，成為醫生的收入。我的避孕丸上印有樣品的字樣，但是我卻是花六美元買到的，也就是說，醫生得到了這六美元，和開處方箋的收入。

我想這些努力，對大家而言，是很重要的。在大家的努力之外，一定要儘早認同避孕丸的好處。日本的女性，應更有避孕的自覺才對，要自己負責任避孕，而且要主張避孕的選擇權利。

（主持人）聽各位這麼說，發現大家對避孕丸的知識豐富，真是讓人感到驚訝！

（瑪利亞：荷）我是從家庭醫生那裡得到很多的常識。另外，從朋友、雜誌、政府的宣傳品，也可得到資訊。

（谷安：加）我也是從生產控制中心得到知識，而且家庭醫生也會告知我。也會從朋友、雜誌那兒得到知識。

（金：中）關於避孕方面，我會買書來看，然後再和朋友談談，但是

維琪．加納爾

出生於加拿大，現年 32 歲。在日本居住六年半的ＯＬ。以往，為了避孕而持續 16 年服用低用量避孕丸，因為吸煙，擔心引起服用避孕丸的併發症，現已中斷服用。

莉莎．海瓦特

出生於蘇格蘭，現年 25 歲。停留在日本已五年。曾中途停用避孕丸，現在仍繼續服用。為了避孕，而持續服用了 7 年，一開始服用的是低用量的避孕丸。

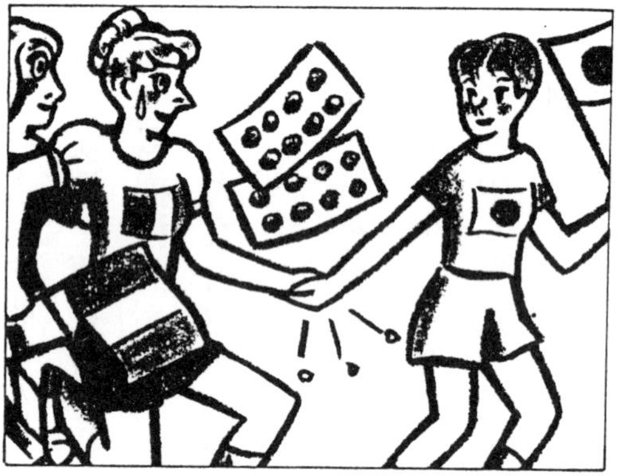

避孕丸是每天都要服用的，我覺得太麻煩了。

（谷安：加）

每天只要決定好時間服用，就不要緊了，我在晚上睡前服用避孕丸，喝兩杯水，這樣就能安心的睡覺了。

（瑪莉亞：荷）

出外旅行要變更一天的時間表，的確有時候會忘了服用，而遭遇失敗。但是，忘記服用一次還不要緊，可以繼續服用。

（莉茲：美）避孕丸和牙刷擺在一起，可在洗臉時服用，不但不麻煩，反而有很多的優點呢？

如果避孕丸以後得到認可，希望國內女性不要去考慮副作用的問題，也不要覺得持續服用麻煩，一定要了解它的好處。

關於避孕丸常識缺乏的國外，只是討論副作用的話題。事實上除了避孕以外，它還具有防癌、精神安定等各種副效用。在海外，能夠知道避孕丸的優點，而服用避孕丸，的確讓人感到非常的羡慕。對於避孕，一定要表現積極的態度。不要因為避孕失敗就墮胎，或者結婚，一定要自己負責任確實避孕。國人都應該學習這樣的態度。

（為了保護座談會出席者的隱私權，一部份使用假名）

避孕、避孕丸

在日本街角調查，日本年輕人對於避孕和避孕丸有什想法呢？使用避孕丸後，產生什麼樣的意識呢？又會出現什麼問題呢？在東京繁華街道的街頭，調查五十位年輕人。

「目前使用的避孕法」，最多的是保險套和體外射精，都是依賴男性的避孕法，而詢問其理由則是「保險套方便使用，都是他帶來的，如果沒有，才採用體外射精的方法。他不喜歡用保險套時，也會用體外射精的方法……」。（二十五歲　OL）

「我幾乎都是體外射精。看成人錄影帶，大家都是這麼做的。不過，有時候時間算錯，反倒嚇了一身冷汗。」（二十歲　男子　學生）

的確有些人會出現一兩次避孕失敗的例子，有這種冷汗直流的經驗。其原因不外乎保險套破了，卻沒有發現，或者是原本以為自己忍得住，沒想到體外射精，卻變成「陰道口射精」……。幾乎都是出在男性方面的問題，可見日本男性責任重大。

據說能夠達到百分之百避孕效果的「避孕丸」，大家對它有什麼想法呢？「好像對身體不好哦！吃了之後會發胖，所以不敢使用。」（二十歲　自由業）

「服用避孕丸好像不太舒服，我不敢嘗試。」（十八歲　學生）

接受訪問者，大部份都覺服用避孕丸，會發胖或噁心、頭痛等副作用，而且認為「對身體不好」，就算想嘗試的人，也認為——「若自己不會忘了服用，而且可以避孕的話，願意嘗試看看，但是擔心會生下孩子。」（二十四歲　ＯＬ）

有各種不安的想法。而年輕人的常識，正確度又如何呢？關於避孕丸副作用的說法，又是從何得來的，對於這樣的問題，回答最多的是：「聽朋友說的」，其次是「雜誌」。幾乎都不是正確的，除了避孕以外，關於避孕丸其他的優點，都沒有可以正確回答出來。

SAMPLING JAPAN ※殺精子劑

訪問東京繁華街道上的50人而得到結果

Q 如果允許使用避孕丸的話，你會使用嗎？

YES	21人
NO	8人
不知道	23人

Q 目前使用過的避孕方法

第1位	保險套	37人
第2位	體外射精	6人
第3位	殺精子劑	4人
第4位	避孕丸	2人
第5位	其他	1人

避孕的責任，不要交給男性，有這種想法的女性逐漸增加了。

使用殺精子劑的人增加了，理由是：

「一旦懷孕了，不管生不生下孩子，受傷的都是我……。我自己必須採取避孕對策，我不喜歡用子宮帽，型式很難決定，而且也會有體位的限制，非常不方便。」（二十一歲　學生）

而依賴男子避孕的人也表示：

「通常都使用保險套，但是他有時候不想用保險套，所以我想還是要自己避孕才行。IUD在插入的時候，覺得很害怕，而且要在他面前插入，是需要一點勇氣的。」（二十三歲OL）首先還是要掌握「經口避孕藥丸」的正確知識和資訊。

在歐美，目前有九千萬名女性，服用避孕丸，趁著這個機會，國人應從先入為主的觀念中解放出來，將避孕丸當成安全確實的避孕法，進而來接受它。

自己的身體，自己當然要負責積極地來保護。一些高中生或大學女學生，不僅用避孕丸來避孕，還可以調節月經的不順。調整月經週期。男性也應該了解避孕丸的功能和效果，幫助女性捨棄先入為主的觀念。

日本衛生局人口問題研究所的報告顯示，日本「在希望懷孕的狀況下，懷孕生產」只有百分之三十五，而採用「人工墮胎手術」的有百分之二十七。

墮胎數與另一個數字有關。亦即避孕丸較多的國家，墮胎人數較少。目前日本服用者為百分之一，最多的是荷蘭，為百分之三十八，而且只限定二十歲到二十四歲的女性，比例高達百分之七十五。由人口動態的資料顯示，在日本一千名懷孕女性中，可能有十七點四的人會墮胎，反觀荷蘭只有四點八人，只有日本的四分之一，服用避孕丸的確能夠確實避孕，而減少墮胎的機率。

荷蘭的中學生，不論在生物課或社會課，都會好好的學習身體的構造、避孕、墮胎的危險等性教育。

希望能達到百分之百效果的避孕，那麼高中生就會產生「女性服用避孕丸是理所當然的事」的意識。但現在國人的避孕意識還很低。

進行性行為時，若照當時心情來選擇避孕用具避孕，已經為時已晚，女性必須意識到事先做好避孕的工作，而服用避孕丸，以備不時之需。

而男性也必須自覺避孕的責任，充分了解女性用避孕丸的重要性，對於兩人維持的良好關係而言，這是非常重要的關鍵。

SAMPLING JAPAN

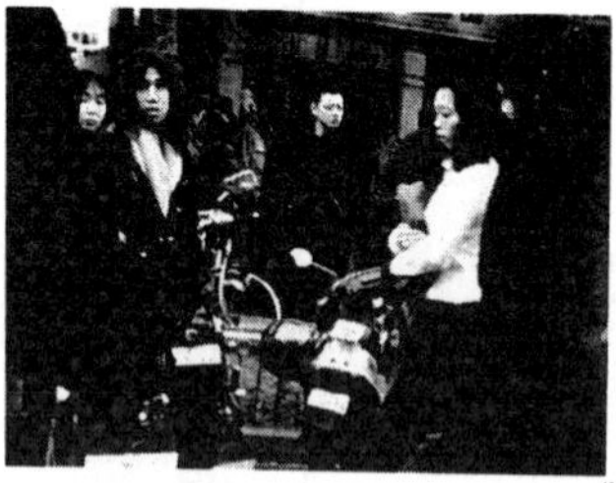

在東京澀谷街頭
（與本雜誌報導內容無關）

② 健康性生活宣言

性學醫師——北村醫師的建議

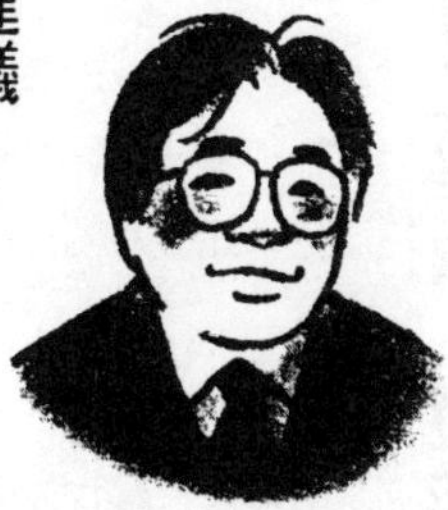

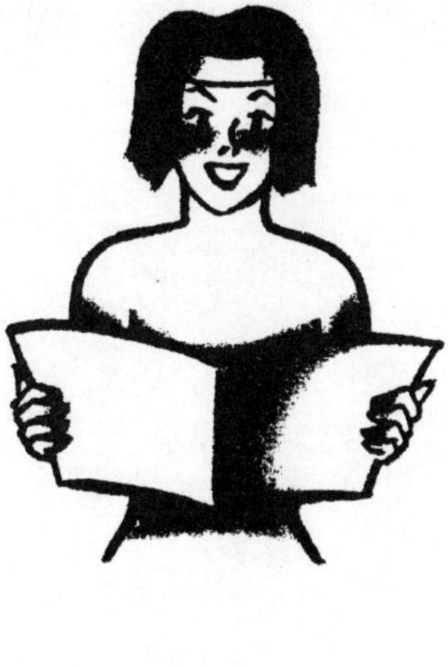

②性學醫師——北村醫師的建議

健康性生活宣言

醫生建議，避孕丸能夠為你帶來健康的性生活

② 健康性生活宣言

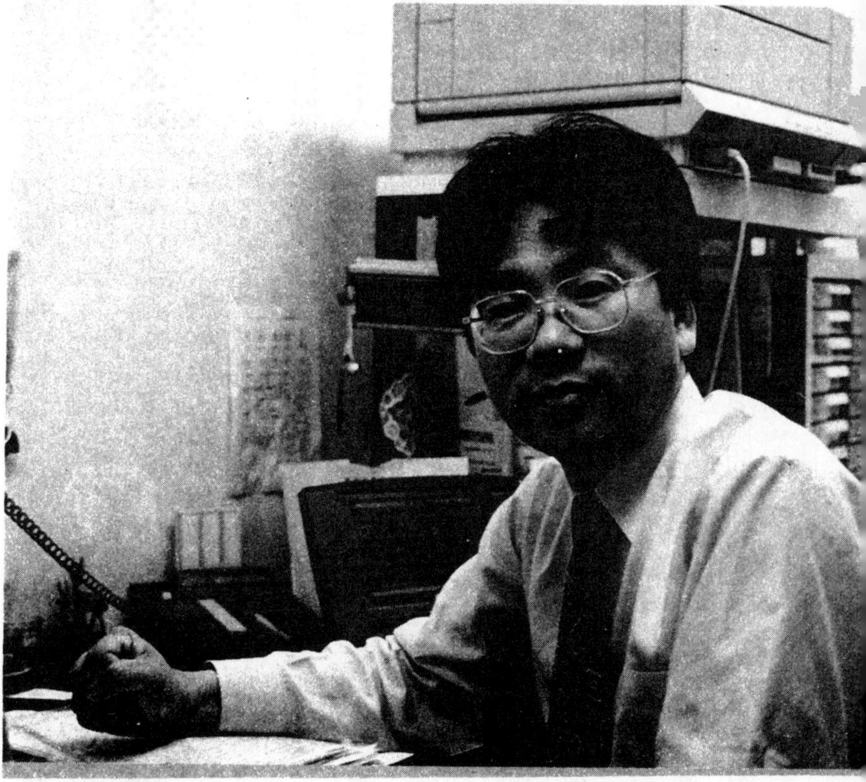

北村邦夫

日本家庭計劃協會診所所長

根據我手邊的人口資料統計，到了西元二千年，世界上的人口，將超過六十二億，事實上世界上的人口，以一年增加一億人的趨勢在增長。在地球這個有限的空間裡，資源如何有效加以活用，是我們現在最常研究的課題。

一九九四年九月，在埃及開羅由聯合國所舉辦的國際人口開發會議中，大家激烈討論人口問題，家庭計劃、墮胎等問題。

在日本，一個女人一生中平均的懷胎數，也就是合計特殊生產率為一點五（一九九四年）。與前年相同，大致上相同，不過已經達到二點一靜止人口的理想，再如此下去，將來的人口會明顯減少，因此社會上出現了要增加出生率的聲音。但是，世界上大半開發中國家，反而有嚴重的人口爆炸問題，如何能夠隔開生產間隔、如何能夠消除女性懷孕生產所造成的健康問題，這類問題堆積如山般等待解決。

所以，避孕扮演著相當重要的角色，那麼是不是可以藉由保險套，經口避孕藥來達成避孕的目的呢?不過，遺憾的是，這次會議並沒有為問題帶來解答。雖然避孕方法多如牛毛，但不見得大家都會應用，儘管醫生知道避孕丸是有效的避孕法，但是服用的人不是醫生，而是女性本身。進行性行為的二人，要實際感覺到避孕的必要性，才能夠有效避孕，若不能付諸實行，這些東西只是無用的長物而已，而積極的活用墮胎手術，也只不過姑息的手段罷了。

這個會議的結論是，在經濟、社會、政治、法律各方面，女性都必須提升自身的力量。具體而言，女性要提升教育程度，經濟獨立自主，積極參與政策決定，同時保有結婚和離婚的自由，繼承財產的權利等等。

以這個會議為契機，大眾傳播媒體開始探討「與性或生殖有關的健康／權利」。而這個主題，對現在邁入二十一世紀的國人而言，具有重大的意義。

關於性與生殖方面的健康

WHO（世界衛生組織）對健康的定義是「健康不單是不罹患疾病，

而是身體的、精神的及社會的完全良好」。一九九一年，學者法塔拉強調女性健康的觀點，同時提出了與性和生殖有關的健康權利的定義。

「不單是在生殖過程中，沒有疾病或身體不適的情形，同時生殖的過程，應該是身體的、精神的及社會的完全良好狀態。」的確是很難加以了解，這裡所指的「生殖過程」到底是什麼呢?包括性行為、懷孕、不孕、避孕、墮胎、生產、愛滋病在內的性感染問題，以及育兒等，與生殖有關的一連串問題。

那麼「生殖過程」完全良好的遂行狀態，又是何種狀態呢?

第一個將定義具體化，則是學者席亞拉，她在西元一九九三年，列舉下列四項與生殖有關的健康——錢和權利的基本要素。

與性、生殖有關的健康、權利的4大要素

①能夠調節或抑制是否要懷孕。不單只是避孕，還包括不孕的治療在內。
②對所有的女性而言，是安全的懷孕和生產。
③所有的新生兒，能夠渡過健康的嬰兒期。
④從愛滋病等性感染症中解放出來。

綜合以上幾點，應該可以解釋為「沒有愛滋病或性感染症的恐懼，而能夠進行性行為，希望的時候，就可擁有自己想要的孩子數目，擁有安全的懷孕生產經驗，而生下健康子女的狀態」。

其中關於第二和第三點，日本可說達到世界最高的水準。嬰兒出生後一年的死亡數，也就是嬰兒死亡率，出生嬰兒一千人中，只有四點二人（一九九四年），可以說是世界上比例最低的國家。而行政和醫療機構，對於孕婦、產婦和新生兒的健診，都會仔細的進行。

另一方面，在生殖的過程的第一階段，也就是性行為方面，又如何呢？

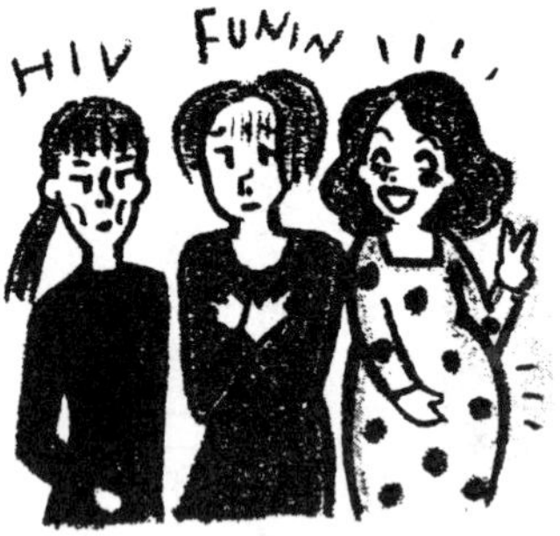

是否充分了解性所具有的神秘性與特性呢？是否努力讓對方和自己有愉悅的性經驗呢？避孕的選擇項目較少，光是依賴男性戴保險套，而導致意外懷孕，使女性感到痛苦的情況，是否改善了嗎？是否有完善的服務機構，對於避孕和家庭計劃，提供有益的資訊呢？整個社會，對於想選擇墮胎的女性，讓她自由地行使墮胎的權利呢？是否有安全的墮胎手術，使手術能成功呢？對不孕的女性，是否能夠不帶給她壓力，讓她覺得「只有能夠生孩子才是女人」？雖然，對於愛滋病預防教育的關心度提高，但是能夠免於愛滋病和性病的恐懼下，進行性行為嗎？

在一一檢視這些和性與生殖有關的健康問題時，我覺得在我們居住的國家中，這方面的問題，絕對不是可以樂觀視之的。

但是，光是對現實產生不滿，是不能夠改變問題的，為了實現我們理想的人生，我想現在應該做一些「健康性生活宣言」。

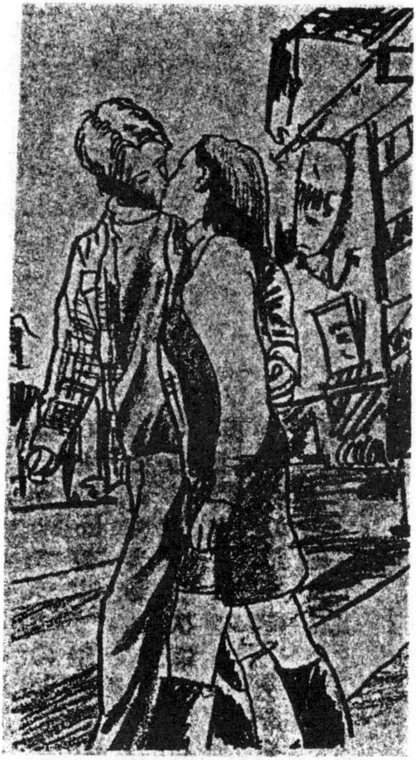

溫柔對待女性的社會

關於性和生殖方面的權利，是女性最近經常注意到的問題。是否要懷孕，是否要生產，應該由女性自己來決定。但是遺憾的是，目前國內，許多人認為「女人就應該生孩子」。

結婚不到幾個月，就會聽到有人問你說，「幸福嗎？還沒有孩子嗎？」當然剛開始時，可以一笑置之，但是結婚後過了四年、五年，雖然希望懷孕，卻無法懷孕，而感到焦躁形成很大的壓力，也許問你的朋友，沒有其他的意思，但仍然會產生無形的壓力，讓你認為「結婚以後有孩子是理所當然的事情」。

此外，公公婆婆也會希望「早點抱孫子」，因此，承受精神痛苦的女性為數不少，十對夫妻中，就有一對面臨不孕的問題，無法擁有孩子的不孕症，已經讓當事人感到痛苦，但是周圍的人對這兩個人，未免太過殘酷了。

因此，長期不孕看門診，而確定懷孕後，很多女性不會立刻感到欣喜，像這樣的例子比比皆是。生產後，不願積極餵母乳的女性，脫口而出「我已經盡到做媳婦的責任了」，也就是說，雖然自己不想要懷孕，可是被強迫懷孕生產的女性，的確很多。

最近，生殖醫學中不孕治療的進步，十分地驚人。從前認為輸卵管閉鎖的話，絕對不能夠懷孕，但現在可用體外受精的方式來懷孕。若不孕的原因出在男性身上的話，像精子缺乏症或無精子症等，則可以利用他人的精子受精，而得到子嗣。這就是非配偶者的人工授精（ＡＩＤ）。雖然牽涉到倫理的問題，但是代理卵子，代理孕母的出現，對不孕的女性而言，的確是一大福音，可是仍然有許多女性，是被強迫懷孕的。

對懷孕抱有一絲希望的女性，與利用生殖醫學進步的治療法的醫生，展開無止境的馬拉松式治療。有的患者會責怪我，「難道你不知道，夫妻急切求子的心情嗎？」但是結婚後還年輕，應該是充實的二、三十來歲的生活，卻要到處求醫，這到底算不算一件好事呢？我感到非常的懷疑。

當然，如果大家為了治療而展現行動的話，我不否認這種作法，但是若認為女性生孩子是理所當然的事，讓女性成為這個社會的犧牲品，這就是嚴重的問題了。

不孕，並不是疾病，當然不孕的原因可能包括：排卵障礙，輸卵管閉鎖，或精子缺乏症等，但是不懷孕也不會導致死亡，我認為創造一個「女性結婚就該懷孕」這樣的觀念，才是一種病態。為什麼呢?因為我的朋友對我說，婚後因為不孕而感到苦惱，離婚之後就不再有這樣的煩惱，也就是說，她並不是不孕而責怪自己，而是不孕造成的壓力和責任壓迫自己，她表示，她想要一個溫柔保護不孕女性的社會，一個接受不孕婦女的環境。

我以為，能夠溫柔對待不孕婦女，或決定不生產的女性的社會，才是一個成熟的社會。

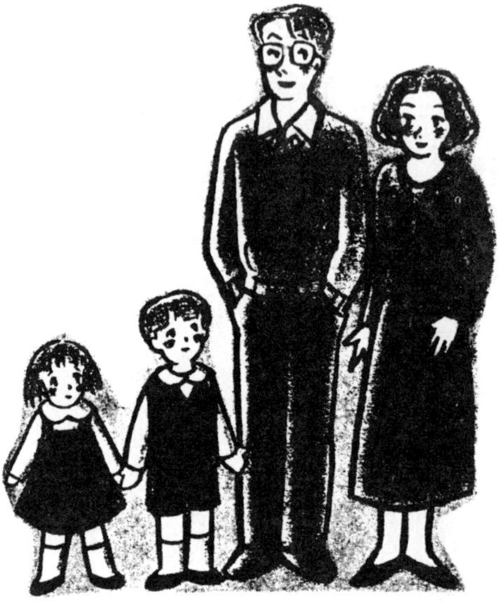

③

懷孕與避孕丸

了解懷孕和避孕丸

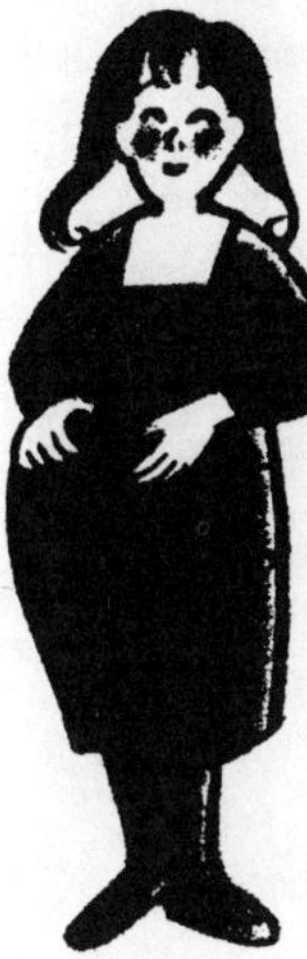

③了解懷孕和避孕丸

懷孕與避孕丸

從一個細胞開始，
變成小小的胎兒，
一個新生命誕生了。
所有的生物，
都是大自然所賜予的，
按照種族延續法則，
來傳宗接代。
如此重要的「懷孕」，
不論男女，都應該了解
「生產」與「不生產」的最佳方法

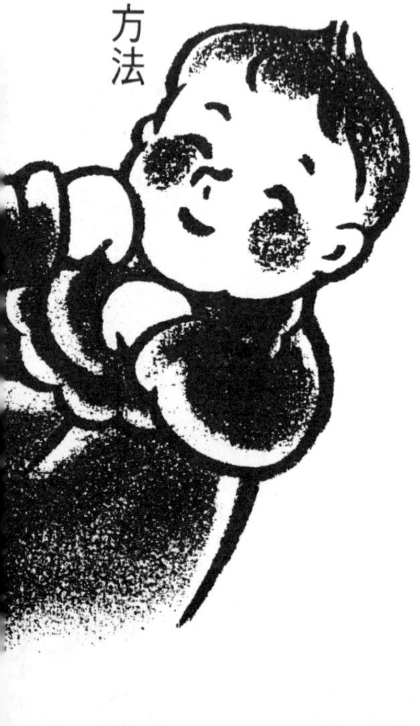

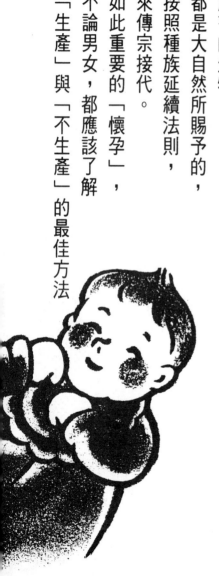

月經是因卵泡荷爾蒙與黃體荷爾蒙所引起的

首先，必須詳細了解月經是怎麼一回事。

子宮左右兩邊各有一個卵巢，而卵巢內有許多的卵泡，每一個月就有一個卵泡成熟，而卵子在卵泡中成長，這時卵泡會分泌卵泡荷爾蒙（雌激素），使卵子到達子宮之前，讓子宮內側變得柔軟。

從生理期第一天開始算，約二週後，卵泡會破裂，裡面的卵子會飛出到腹腔中，也就是排卵。從這一天開始體溫上升，高溫期持續到下一次月經來為止。

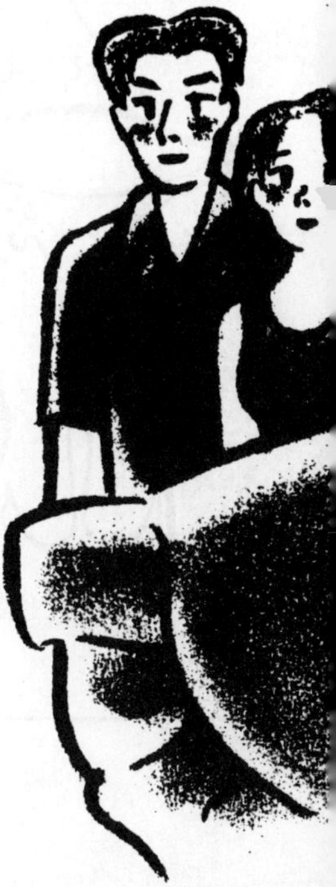

懷孕的過程

從排卵到著床

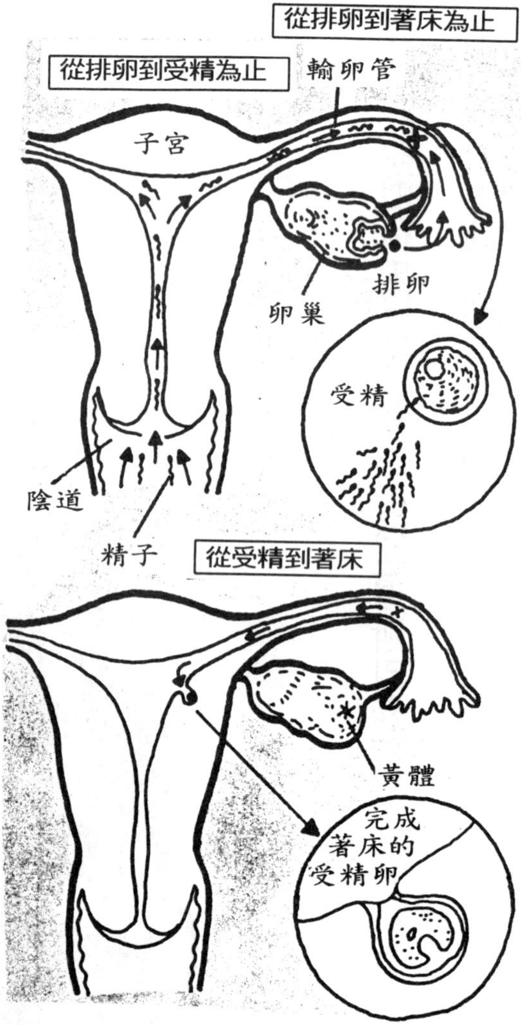

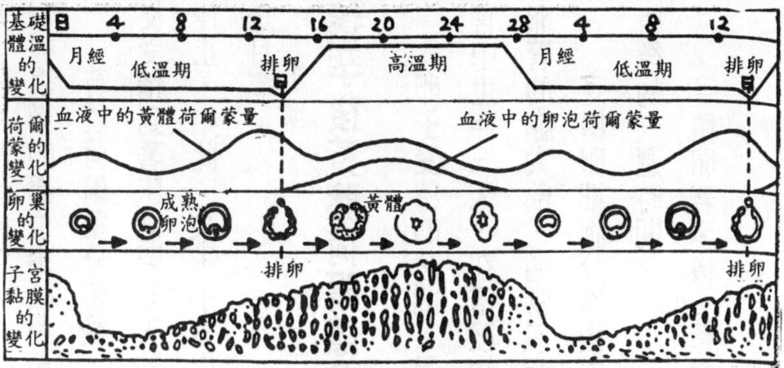

月經在體內的變化

女性荷爾蒙與性週期

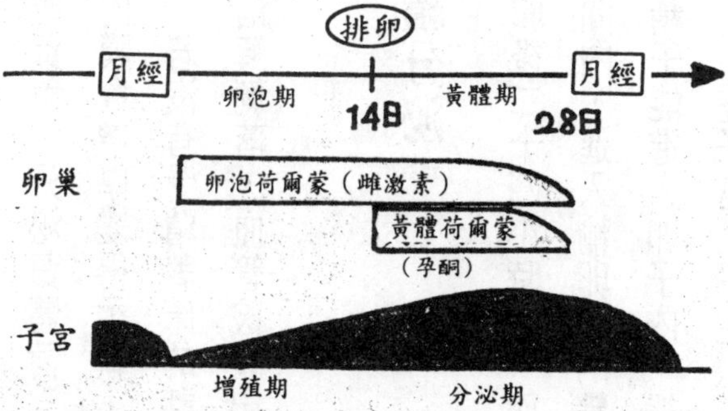

性週期調節的構造

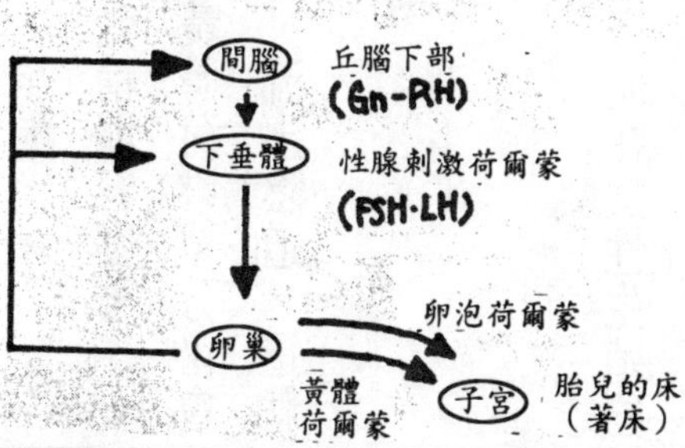

排卵後的卵泡，由於卵子飛出去後留下洞，於是周圍的血液進入將洞填滿，被填滿的部位由紅色漸漸變成黃色，分泌黃體荷爾蒙（孕酮）。

黃體荷爾蒙分泌後，子宮內膜會增厚變得柔軟，使受精卵容易著床。從受精到著床需要七天的時間。若沒有受精著床的話，黃體荷爾蒙分泌會停止，如此一來，子宮內膜會溶解剝落，血管破裂出血、流出陰道，這就是月經。

懷孕後黃體荷爾蒙會持續分泌

卵子受精的時間，是在排卵後二十四小時內，而精子能在女性生殖器官中生存三天，在這麼短的時間內，進入輸卵管的精子，與卵子相遇在輸卵管的膨大部、通常只有一個精子能進入卵子內，變成受精卵。

受精卵細胞分裂後進入子宮，在子宮內膜生根，也就是著床，需要受精後的一週時間。

受精卵著床後，黃體荷爾蒙會持續分泌，子宮內膜不會剝落，反而更加發達，不會產生月經。

懷孕到四個月末時，胎盤完成，會大量分泌黃體荷爾蒙、卵泡荷爾蒙等許多荷爾蒙，能夠使子宮肌柔軟、發達，保持放鬆，在生產前都不能收縮。

一旦懷孕，胸部會發脹，乳頭變得敏感，分泌物增加，排尿次數接近，有些人會有便秘的現象，或是食慾不振。如果懷孕的話，一定要早點去看婦產科。

經口避孕藥，避孕丸是由荷爾蒙製造出來的

避孕丸是由卵泡荷爾蒙（雌激素劑）黃體荷爾蒙（孕酮劑）製造出來的。這和在月經的構造中所說的女性自然分泌荷爾蒙是完全相同的作用。以卵泡荷爾蒙五十微克的量作為分界，中高用量避孕丸的卵泡荷爾蒙含量更高，而低用量避孕丸含量則較低，用量愈高愈須注意其副作用的問題。

服用避孕丸後，其內含的兩種荷爾蒙，會透過血液對於視丘腦下部、

腦下垂體、子宮發揮作用。

月經開始時，腦下垂體會分泌使卵泡發育的卵泡刺激荷爾蒙，而且為了排卵，也會分泌黃體化荷爾蒙，由於避孕丸中含有這兩種荷爾蒙，能夠抑制荷爾蒙的分泌，因此，卵泡無法成長，不會排卵。

當然不排卵就

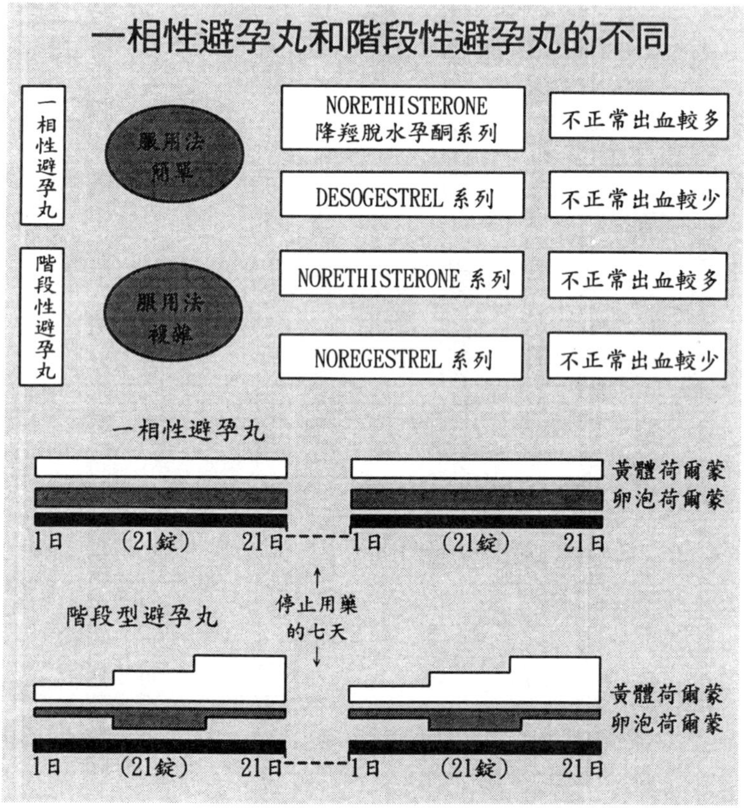

不會懷孕。一開始時，卵泡荷爾蒙和黃體荷爾蒙對子宮產生作用，使得子宮內膜比平常變得更薄，因此就算排卵受精的話，也很難著床。

此外，黃體荷爾蒙具有讓子宮頸入口的黏液變濃、粘稠的作用，也就是說，造成子宮入口好像輕輕蓋上蓋

低用量避孕丸與中高用量避孕丸的不同

高用量避孕丸因荷爾蒙量較多，故對於消化器官症狀、血栓症等有影響因此大幅度減少雌激素量，而開發出低用量避孕丸。現在連黃體荷爾蒙也下降的階段性避孕丸（低用量），及使用新的黃體荷爾蒙的一相性低用量避孕丸也已開發出來，成為第三代的避孕丸。

一顆避孕丸的成份

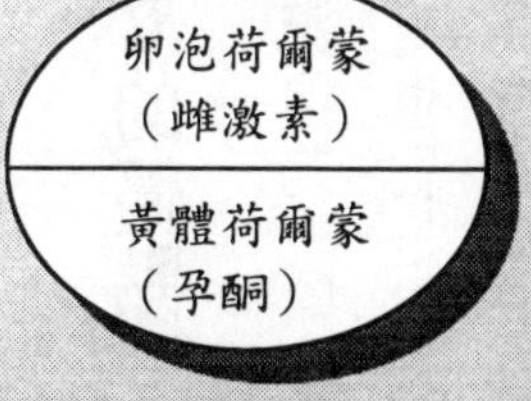

一天服用一顆避孕丸，持續服用二十一天，再停用七天，在這期間會出現月經樣出血。

由二種荷爾蒙劑所構成

低用量避孕丸與中高用量避孕丸的不同

荷爾蒙量

	低用量避孕丸		中高用量避孕丸
	一相性	階段型	一相性
黃體荷爾蒙	150 μg	50～100 μg	500～2000 μg
卵泡荷爾蒙	30 μg	30～40 μg	48～100 μg

信賴性

避孕效果	＋＋＋	＋＋	＋＋＋
排卵抑制效果	＋＋	＋	＋＋＋

子一樣，使精子難進入子宮內。

歐美國家已經證明避孕丸的優點

為了避孕而使用低用量的避孕丸，除了避孕外，還有各種的優點（副效用也就是對身體有好影響）。這些優點具有醫學的依據，長期服用避孕丸的歐美女性，經由醫學調查而證明的確如此，所以各位可以安心服用。到底具有哪些優點呢？我們來探討一番。

首先就是能夠減輕月經困難症的生理痛，甚至疼痛會完全消失。所以在國內認可的中高用量避孕丸，也可以當作治療月經障礙的藥物來使用，而且在月經障礙中，以生理痛的患者居多。

我與避孕丸 OL

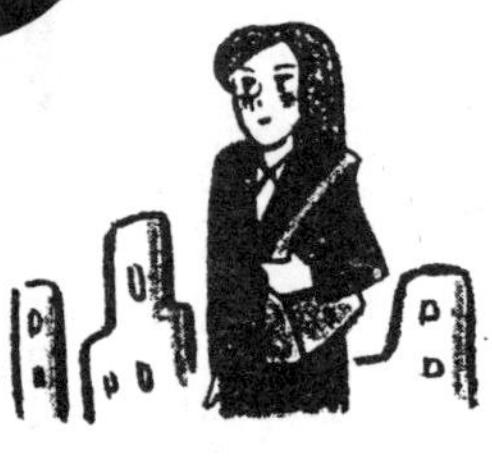

我為了避孕而開始服用避孕丸，但服用避孕丸最大的優點在於生理週期非常的準確。以往覺得生理期快到而非常擔心，工作時間常往洗手間跑，無法集中精神工作。現在不再擔心這些問題，覺得非常輕鬆。

此外，也能減低月經樣的出血量，使得生活變得輕鬆，可以預防因月經過多，而造成的缺鐵性貧血。實際上，有很多人貧血的情況減輕了。

停止服用避孕丸的二至三天後，會開始出血，月經樣出血會變得規則。尤其初經後，大都會出現月經不順

日本出生數與墮胎數的變化

出生數逐年減少，但相對的，
墮胎比例在過去二十年
卻沒有改變

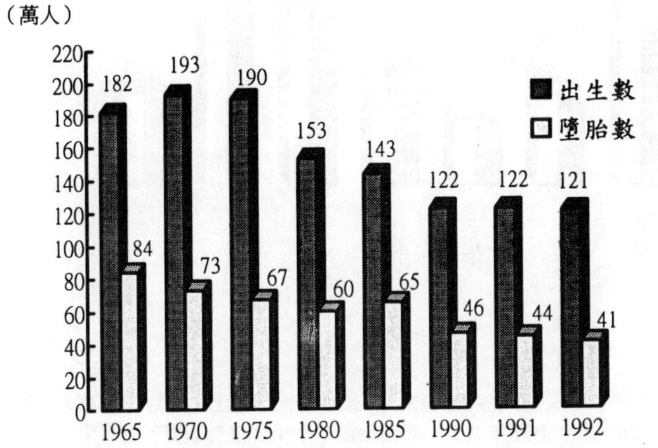

母子保健的主要統計／1993 年度發行／主編厚生省兒童家庭局母子保健課

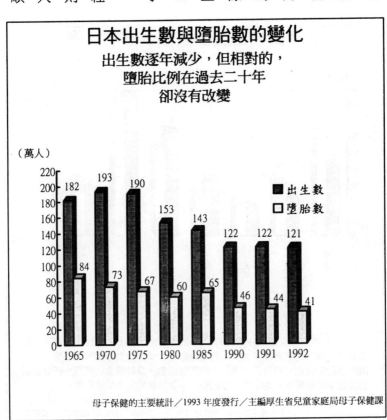

的現象，服用避孕丸能加以治療。根據資料顯示，月經週期初經一年內，為五十天加減七天，第三年是四十六天加減七天，第五年是三十九天加減四天，而性成熟的婦女，是二十八天加減三天，週期會完全固定。引起出血的日子，是在停止服用避孕丸的二

各年齡中墮胎數佔懷孕數的比例

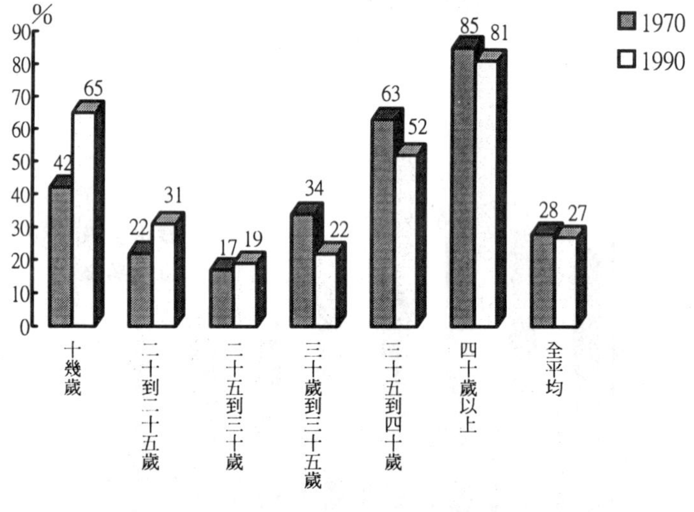

1991 年，日本登計的墮胎數為 44 萬件，同年的出生數為 122 萬人，比率為 1：28。出生數逐年減少，而墮胎數二十年來沒有改變。近來來，十多歲的墮胎數增加，以及三十歲以上的高墮胎數，是較嚴重的問題。所以必須討論避孕的重要性，尤其避孕的主流——-保險套的失敗率非常高。

母子保健主要統計 1993 年度發行／主編厚生省兒童家庭局母子保健課

至三天後，因此能確定生理期，對女性而言是一大優點。此外，也可以提早停止使用避孕丸，或延遲使用避孕丸，如此可改變生理週期，對旅行、游泳、運動不會因月經而造成困擾，的確是一大幫助。

　到目前為止，這些避孕丸的作用，都是大家想像得到的優點。此外，避孕丸還有其他醫學上的優點。

　前面已經說明過避孕丸的組成要素，而服用避孕丸後，黃體荷爾蒙使得子宮頸的黏液，好像一個蓋子蓋住子宮入口，能夠防止精子和細菌進到子宮內，預防骨盤的感染症。根據臨床病例顯示，使用避孕丸的本症發病率，是沒有服用避孕丸的二分之一，而是使用ＩＵＤ者

我與避孕丸
大學生
（美國）

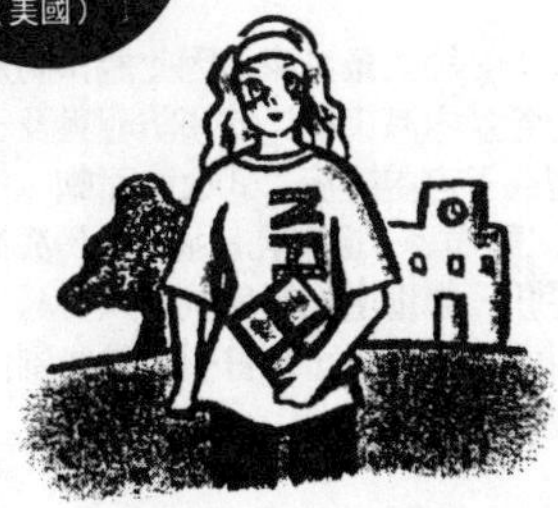

在美國高中就讀時，開始服用避孕丸。事實上不是為了避孕的目的，而是為了改變體毛太濃和生理不順。的確體毛太濃的現象治好了，也不再長青春痘，現在仍持續服用，但是在日本買不到這種藥，因此每年必須請人從美國寄來兩次。

的四分之一。

此外，服用避孕丸能夠保持女性荷爾蒙的穩定平衡，因此因為荷爾蒙平衡失調，發病率較高的卵巢癌、子宮內膜癌、乳房的良性腫瘤，都可以加以預防。事實上，就卵巢的發病率而言，使用避孕丸者是非使用者的三分之二。而子宮內

低用量避孕丸的效用與副作用

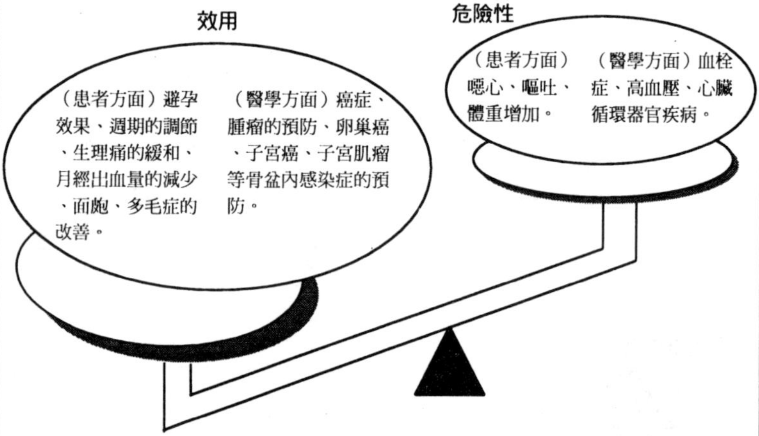
效用
（患者方面）避孕效果、週期的調節、生理痛的緩和、月經出血量的減少、面皰、多毛症的改善。
（醫學方面）癌症、腫瘤的預防、卵巢癌、子宮癌、子宮肌瘤等骨盆內感染症的預防。
危險性
（患者方面）噁心、嘔吐、體重增加。
（醫學方面）血栓症、高血壓、心臟循環器官疾病。

服用避孕丸的副效用：①經痛減輕或消失；②經血量減少，因此能預防及改善缺鐵性貧血；③月經樣出血趨於正常；④預防骨盆內減染症；⑤預防卵巢及子宮內膜癌；⑥預防乳房良性腫瘤；⑦預防子宮肌瘤或子宮內膜症；⑧改善面皰、多毛症等男性化症。副作用最常出現的是噁心、嘔吐、頭痛等，還有乳房痛、乳房膨脹感、不正常子宮出血、體重增加等。不過噁心、嘔吐、體重增加等症狀，只要減少荷爾蒙量，就能減少症狀的發生。製劑的荷爾作用過多或過少，都會引起這些副作用。但是服用習慣，逐漸取得平衡，即不會再出現這些副作用。

第十二屆世界性科學學會／引用「男與女的良好關係」參考資料

膜癌，使用避孕丸一年以上的發病率，是非使用者的三分之一。

同理可證，可以預防乳房良性腫瘤，預防及治療子宮肌瘤或子宮內膜症。根據報告指出，使用者較非使用者的乳房硬塊及囊瘤的發現率，減少約一半。

青春期的女性

避孕丸可用來做何種治療

低用量避孕丸，對荷爾蒙分泌不穩定的青春期女性的月經痛等，月經有關的症狀，或者是面皰、多毛症等男性化的症狀有效。四十歲後，因為卵巢機能衰退，導致卵巢荷爾蒙分泌減少引起月經不順及骨質疏鬆症，也能得到改善。低用量避孕丸能使性週期穩定，同時能預防更年期障礙及骨質疏鬆症。

青春期時低用量避孕丸的作用

緩和月經困難症（生理痛）
性週期的混亂—規則性性週期
男性化症狀　—面皰、多毛症的改善
避　孕　　　—有性行為的女性

中高年齡女性的低用量避孕丸的作用

卵巢機能減退時
性週期混亂　—調節週期
荻野式避孕的不確實性—能確實避孕
—預防更年期的諸症
骨質中的鈣質流失　—預防骨質疏鬆症

，特別有月經不順的現象，面皰、多毛、脂漏症對她們而言，是一大煩惱。有時候面對人群會產生恐懼感。而躲在房間裡沈默寡言。如此一來，受傷害的範圍就會擴大，所以盡可能要解決煩惱。

女性到四十歲以後，卵巢機能開始減退，會出現青

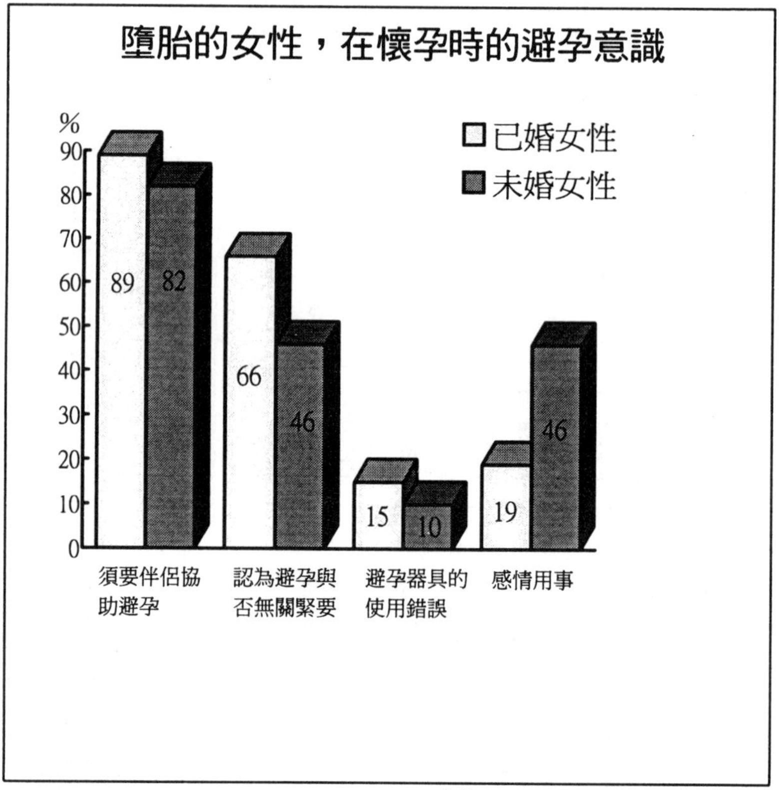

根據木村好秀：母性衛生·第36卷1號

春期時月經不順的現象，骨中的鈣質開始流失而罹患骨質疏鬆症，這都是卵泡荷爾蒙分泌減退所致。

如果利用低用量避孕丸供給卵泡荷爾蒙，即能預防改善各種症狀。

換句話說，能夠調節生理週期，規則的月經出血量，同時能預防更年

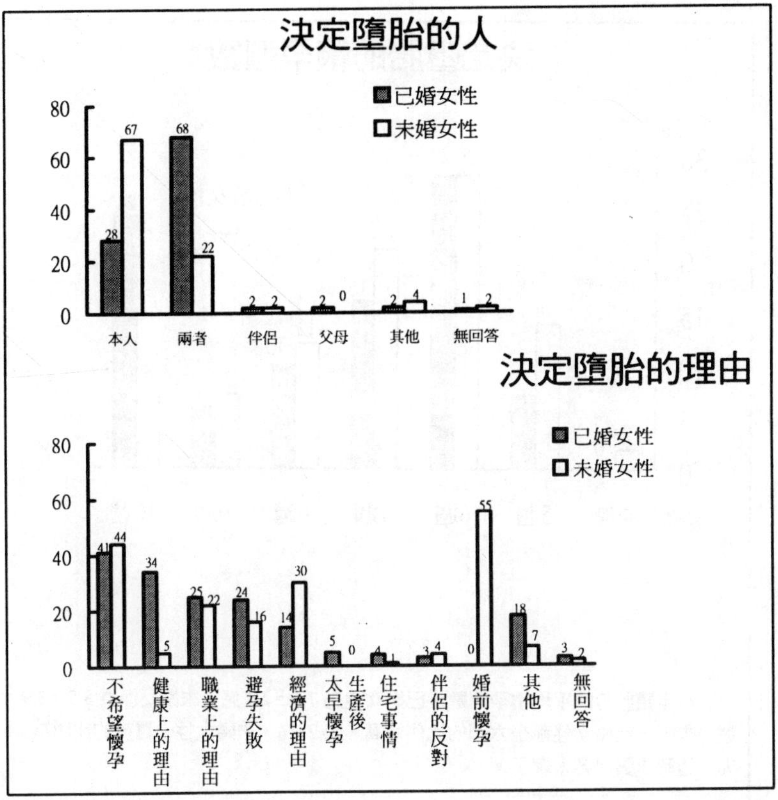

根據木村好秀：母性衛生　第36卷1號

期的各種症狀以及骨質疏鬆症。

低用量避孕丸尚未被認可，在避孕丸資訊較缺乏的國內。人們只想到避孕丸的副作用，但是請各位記住它有許多的副效用。

決定墮胎的懷孕週數

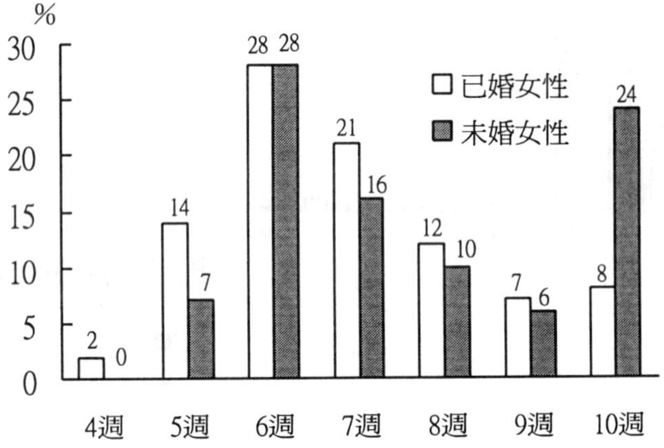

決定墮胎時的平均懷孕週數，已婚女性為 7.1±2.4 週，未婚女性為 8.5±3.9 週，未婚、已婚女性都是六週的比例最高。為 28%。未婚女性十週後的比例為 24%，這時求醫已經太遲了。

根據木村好秀：母性衛生　第 36 卷 1 號

使用低用量避孕丸可避免一些副作用

當然，避孕丸並不是沒有副作用的，避孕丸的副作用幾乎是由製劑時所採用的荷爾蒙過多或過少所引起的。

卵泡荷爾蒙過多時，會引起噁心、嘔吐等胃腸不適、乳房痛的症狀。相反的，若黃體荷爾蒙較多時，會出現疲勞、倦怠感、憂鬱感等精神神經症狀。

其他症狀包括男性荷爾蒙樣作用造成體重增加。的確荷爾蒙量較多的高用量避孕丸，副作用較多，但是只要減少荷爾蒙量，就能減低副作用。

此外，不正常性器官出血，是因為卵泡荷爾蒙較少，或黃體荷爾蒙的內膜維持作用無法發揮等荷爾蒙平衡失調所造成的症狀。

另外，因各製劑的不同，荷爾蒙的平衡也不同，要選擇適合自己的避孕丸，以減低副作用。有些人開始服用的時候會產生副作用，再服用一陣子看看，如果覺得不適合的話，也不要放棄。最好能和醫師溝通，找出適合自己的避孕丸，持續服用。

遺憾的是，日本現在用來治療月經困難症處方用的避孕丸，都配合了很多的荷爾蒙量，所以會令人產生噁心、嘔吐、體重增加、頭痛等副作用。應該及早認可優點較多的低用量避孕丸的使用，我們期待能夠服用沒有副作用，優點較多的避孕丸。

避孕丸和其他藥物的併用

避孕丸是需要長期服用的藥物，在服用期間是否能和其他藥物併用，令人感到很擔心。因藥物成分的不同，或許會互相抵消或加強效果及副作用，這都是必須注意的事項。

⊙抗癲癇劑、催眠鎮靜劑、抗生素

和避孕丸一起服用，會減低避孕的效果。尤其抗生素和鎮定劑，是在日常生活中經常服用的藥物，所以服用感冒藥或止痛藥時，最好採取其他的避孕法。

⊙解熱劑，非類固醇性抗發炎劑、弱安定劑、抗高脂血劑、精神神經用劑、解熱性鎮靜劑

依服用者體質的不同，可能會產生相互作用而引起副作用，必須注意。

⊙副腎皮質荷爾蒙劑、止血劑

服用避孕丸可能使同時期服用的藥物效果增強，除了上述這些藥物以外，還要注意咖啡因或尼古丁等興奮劑。

⊙降壓劑、抗糖尿病藥、維他命類、乙醇、阿樸嗎啡

因為併用避孕丸，可能使效果減弱。

避孕丸和其他藥物相互作用，不見得會發生在每一個人身上，大概一萬人中只會有一人會發生、所以機率很小，但如果發生了，也為時已晚，還是要小心注意。

如要和避孕丸併用藥物，最好和婦產科醫生商量，請他再開其他的藥物。如果因藥物併用，而減低避孕效果時則要利用避孕丸以外的避孕方法、進行「雙重避孕」。

避孕丸的藥物相互作用

記號的表示／↑　（⬆）作用的增強（強）

↓　（⬇）作用的減弱（強）

藥效分類	藥　劑　名	避孕丸對效果的影響	避孕丸對他劑的影響
抗生素	盤尼西林系		
	安匹西林	⬇	
	氧氨苄青黴素	↓	
	頭孢子菌素	↓	
	甲氧噻吩頭孢菌素	↓	
	四環素系	⬇	
	鏈黴素	↓	
	新黴素	↓	
	氯黴素	↓	
	林肯黴素	↓	
	克林達黴素	↓	
	利福平	⬇	
	灰黃黴素	⬇	
	紅黴素	↓	
	三乙酰夾竹桃黴素	↑	
	環孢子素A		↑
抗原蟲劑	metronidazol	↓	↑
	chlorokin	（↓）	↑
	dapson	↓	
磺胺劑	硫甲草酰	↓	
	三甲氧苄氨嘧啶	↓	
	cotlimokisazol	↑（↓）	

③ 懷孕與避孕丸

藥效分類	藥　劑　名	避孕丸對效果的影響	避孕丸對他劑的影響
抗癲癇藥	phenitoin	**↓**	↑
	primidon	↓	
	mefopalmital	↓	
	butopalmital	↓	
	barproacidsodium	↓ (→)	
	etsuccimid	↓	
	carbamazapin	↓	
安眠藥	Phenopalmital	**↓**	↑
	環己烯巴比妥	**↓**	↑
	巴比妥	**↓**	↑
	戊巴比妥	**↓**	↑
	metacalon	↓	↑
	nitrazapam	↓	↑
	triazolam	↓	↑
精神、神經用劑	嘌呤黴素	↓	↑
	alpalazolam		↑
	氯甲苯基苯并二氮草酮	↓	↑
	lolazepam		↓
	temazepam		↓
	oxazepam		↓
	甲氨二氮芝	↓	↑
	maplobamed	↓	
	丙咪嗪		**↑**
	amitoliptyrin		**↑**
	chromiplamin		↑ (→)
	nortriptyrin		↑
鎮痛劑	Acetaminophen	↓	↓
	非那西丁	↓	
	阿斯匹靈	↓	↑
	氨基吡啉	↓	↑
	安替吡啉	↓	↑
	保泰松	↓ (←)	
	oxyphenbutazone	↓	
	indometasin	↓	
	ibprophen	↓	
	petizin	↓	↑
	ethylmorhine		↑
與奮劑	咖啡鹼		↑
	氨茶鹼		↑
	煙鹼		↑

藥效分類	藥　劑　名	避孕丸對效果的影響	避孕丸對他的影響
降壓劑	cyclopentiazide 中基多巴 guanatizin chronizin		↓ ↓ ↓ ↑
抗脂血症劑	膽固酪胺 colofiblade	↓	 ↓
β--遮斷劑	metphlorol		↑
抗組織胺劑	prometazin chlorocyclzin simetidine	↓ ↓ ↑	
副腎皮質荷爾蒙劑	脫氫皮甾醇 脫氫可的松 氫化可的松 flrocotolon		**↑** **↑** **↑** ↑
維他命類	葉酸 維他B 12 維他命C	 ↑	↓ ↓
抗糖尿病藥	Sulofonil 尿素系製劑 雙胍系製劑 胰島素		↓ ↓ ↓
抗凝固劑	華法令		↓
止血劑	ε-氨基己酸		↑
感冒藥		↓	
其他	乙醇 apomorhine 呋喃妥英 異維甲酸 活性碳	↓ ↓ ↑ ↓	↓ ↓

根據日本不孕學會雜誌第 37 卷第第三號　1992 年「經口避孕藥——藥物相互作用」

1960 年至 1980 年的報告　表 2-1、2、3

④ 不希望擁有的懷孕故事

墮胎體驗手記

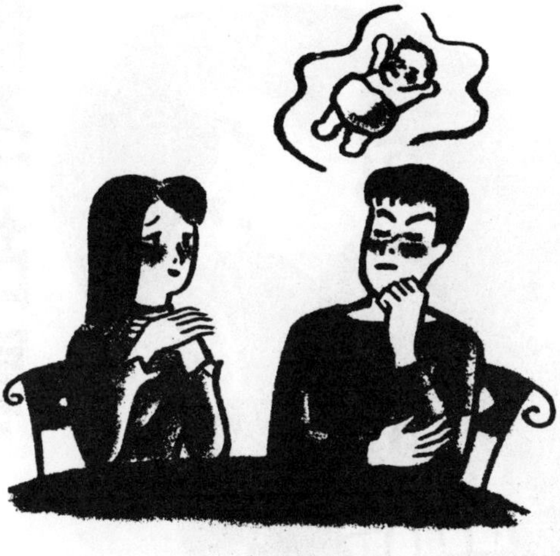

④墮胎體驗手記

不希望擁有的懷孕故事

對懷孕的知識和自覺較低的國人，
當不希望的懷孕出現時，
不論是生下來或是不生下來，
皆承受非常大的精神和身體的痛苦。
因此，對避孕的正確認識非常重要。

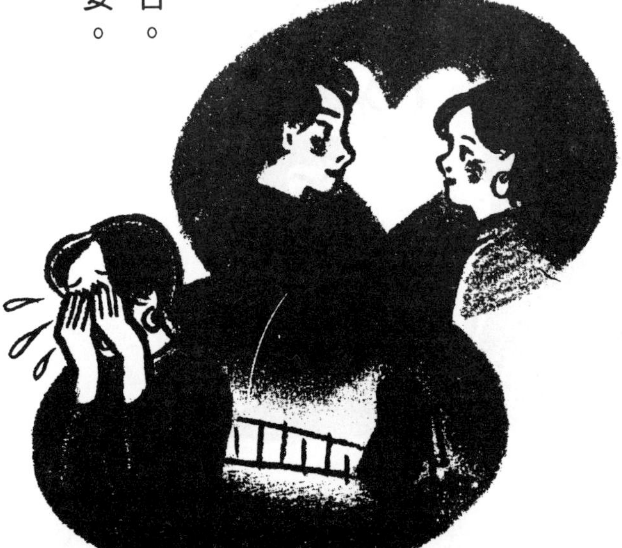

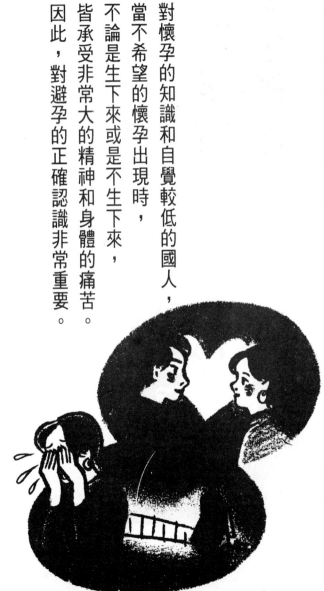

這是發生在我二十八歲夏天的故事。我有一個三十五歲，認識近四年的男朋友，當時已有八個月的親密關係。我們倆都有工作，是單身貴族……。彼此都沒有結婚的念頭，不過這樣持續下去幾年，或許會結婚也說不定。

那年夏天，我們一起去夏威夷旅行。特意去夏威夷旅行，卻不巧碰上生理期，覺得有點遺憾。我的生理期是每個月的第二十九天，因此估計在夏威夷的第三天月經會來……。到了夏威夷就先去游泳，打算在生理期時再四處觀光。結果，在夏威夷的六天，月經都沒有來，在回國的飛機上，他突然問我：「生理期延後了，不要緊吧！」

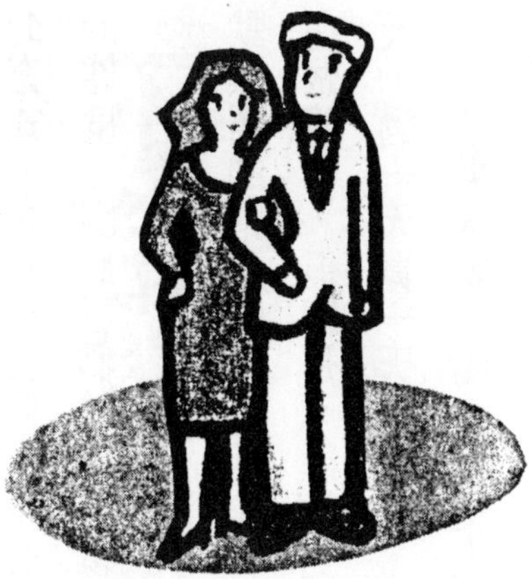

我們一向採用保險套來避孕，但不是在進行性行為的一開始就使用保險套，有時候也會忘了戴，這時就會採取體外射精

的方式。與其說我們不擔心會懷孕，還不如說我們抱持著船到橋頭自然直的態度，因此我們並不謹慎的來避孕。

在飛機上並沒有留下美好的回憶，我們猜測可能已經懷孕了。我們默默無語的踏上歸途。回到日本後，趕緊到藥局買驗孕藥。雖然不覺得自己在做壞事，但總是不願意到婦產科檢查，於是今天拖到明天，明天拖到後天，過一天算一天。

結果檢驗為陽性，從上一次的生理期算起，已經第五週了，於是我立刻打電話給男朋友。

「我真的有了。」他沈默了一陣之後——

「我們稍後再詳談。」說完之後，就掛上電話。可能是電話來得太突然，他只能作如此的回答吧！我覺得這是很正確的回答，但我仍然動搖了信心。我不希望他這麼快就有了回應，我所希望的答覆是——

「不管怎樣，我立刻到你那裡見你。」只希望他待在我的身邊。我覺得很不安。

因為雙方工作繁忙，結果在一週後才見面。雖然每天互通電話，彼此卻下意識的避談這個話題。

我沒有考慮到要墮胎，希望生下這個孩子，但生下孩子，該如何養育他；有了孩子，該如何生活，對我而言都是一大問題。我的個性倔強，不願意主動向他提到結婚的事情。我在心裡對自己說：「不希望有了孩子才結婚，這樣的話，孩子太可憐了！」另一方面，我又顯得很懦弱，害怕孩子會阻礙他的人生，因此造成分手。他的回答則是——

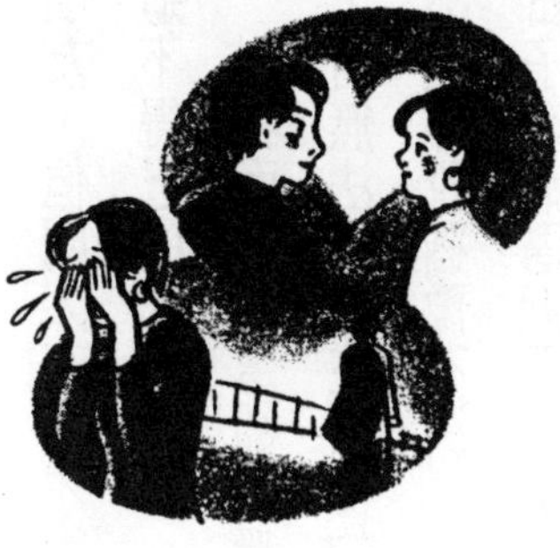

「生下來也無妨。」

「如果這麼想生下來的話，就生下來吧！」這就是他的回答。而最後他對我說：

「我會負責的！」

我當然了解他的心情，在最後的時刻，作出這樣的承諾。雖然說從前是朋友，但兩人交往才半年多，就要結婚照顧對方一輩子，對他而言，這是迫不得已的。

對我而言，這卻是無可避免的事實。我會成為未婚媽媽，擁有一個孩子，而無法像現在一樣的工作。男女之間的差異立刻顯現出來了。但現在絕不允許我猶豫不決，我必須找個新工作，作為生存之道，因為孩子誕生的日子漸漸逼近了。當我決定不依賴他的時候，每次下班歸來，想到往後的生活，常常陷入神經衰弱的狀態。

晚上無法成眠，而顯得焦躁，也不想與朋友見面，更無法和任何人商量，感覺非常的不安。我想或許自然流產比較好，於是用力搥打肚子，但想到應保護胎兒的母親，竟如此對待自己的孩子，孩子真的太可憐了，於是又摸摸自己的肚子，不斷地對他道歉……。

直到知道懷孕的第二週，在工作中卻不小心出血了，只好在上午請假去看醫生。醫生表示可能會流產，必須觀察一週，若太明顯的話，只好進行搔刮手術。診察結束，在等待領藥的時候，他因擔心我的情形，而跑來看我，我告訴他，因為胎兒的緣故而可能流產。我曾經看過報導，如果這樣的話，若勉強生下胎兒，也可能四肢不健全的，這時我才想到也許可以選擇墮胎。若生下四肢不健全的孩子，倒不如現在選擇墮胎，他也贊成我的想法。於是，一週後準備進行搔刮手術。

三天後，又出現出血的現象。醫生說，也許可以留住胎兒，於是立刻住院打點滴……。我馬上打電話給他，相信他也馬上會趕過來鼓勵我，沒想到他竟然生氣地歇斯底里大叫：

「我們不是決定不生了，這樣做的話，父母會知道這件事，你有沒有想到我的立場。」

我只說：「住院需要保證人，你來一趟吧！」

他的一番話，我深受打擊。這時我覺得肚子裡的孩子，有一種活下去的慾望，我也想生下他。躺在床上的時候，他終於來了，他已在醫生那兒，知道了我的病情。他看了一眼點滴，望著床上的我說：

「我已經告訴過你，怎麼樣才能得到我，但你卻想要束縛我，我不願意再成為你的俘虜了。」

他離開後，我按下叫人鈴：「拜託你請值班醫生過來」，說完即淚流滿面。護士發現我的情形不尋常，於是趕緊叫醫生來。二、三分鐘後，神情慈祥的醫生什麼也沒說的站在我身邊。

「醫生，拜託你，趕緊為我動墮胎手術吧！」

可能醫生也了解我的心情，沒有等到星期一，在星期天就動了手術。那天，也許是人性的自衛本能，我像個木偶般的沒有感情，任何事對我而言已不再有意義。雖然醫生說，手術前必須先打幾針，可能會很痛，但這些事前的處置，對我而言已經不重要了。只是看到點滴的時候，我流著淚，在心中對肚子裡的孩子說對不起。

躺在手術台上，因為打了麻醉針，還沒有數到十就睡著了。醒來時，發現自己躺在病房的床上，一起進手術房的護士來看我說：「你真是堅強。不過，回到這兒時，你一直說好痛好痛，而淚流滿面。我問你是不是肚子痛，你卻按胸口說痛，還說不要緊。你真的是一個很堅強的人。」

在面臨懷孕墮胎的情況時，就能看出男人的本性。我可能因為太年輕了，不覺得這是不道德的事，即使懷孕也不以為是大不了的事。也許從沒認真考慮這樣的事，但經過這次事件之後，我開始認真考慮避孕的問題，因為我已經了解到男女立場不同，和感情的差距。

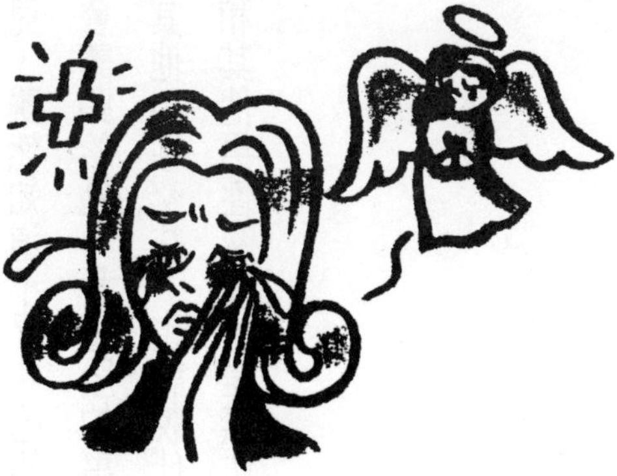

在雙方尚未互相了解前，絕對要停止做出可能會懷孕的行為。如果可以確實避孕，沒有那次事件發生，也許幾年後，我會和他結婚，生兒育女，建立幸福的家庭也說不定。

因為不小心的性行為而懷孕了，所造成的身心傷害，連親密的他都讓我產生不信賴感，使我失去了他。

過了三年，現在看到在公園曬太陽的

嬰兒，雖然知道不是自己的孩子，但總想靠過去抱抱他，而看到孕婦時，也會讓路給她。我墮胎的事，沒有對任何人提起。但後來，我無法認真的和其他男性交往，也許說什麼也沒用了。我覺得在沒有揮去心中的陰霾前，和其他男性交往，是無法得到好結果的。

⑤

性的診察室

了解自己的「性」、避孕的「重要性」

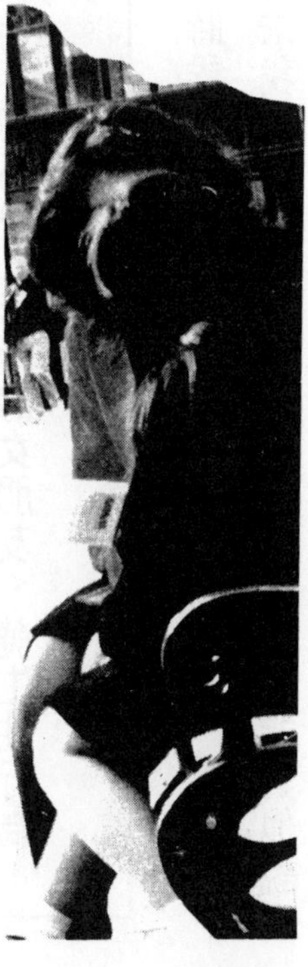

⑤了解自己的「性」、避孕的「重要性」

性的診察室

不小心懷孕時，
結果受傷的是，無法從懷孕逃脫的女性。
那麼男性的真心話是什麼呢？
這時候，他們究竟在想些什麼！

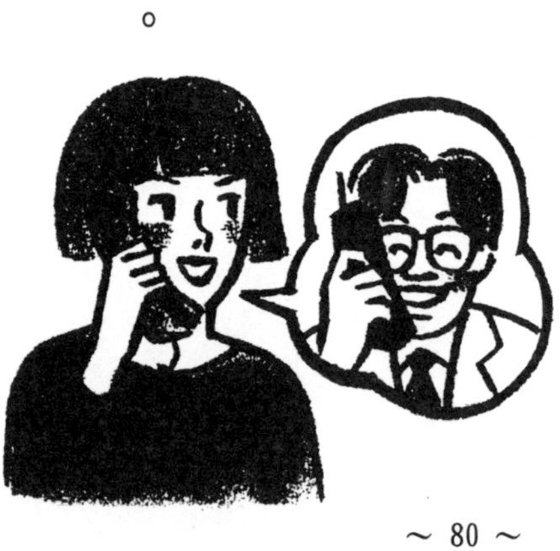

大學一年級時，和交往約半年的高中三年級的女朋友，發生性行為，而女朋友意外懷孕的K君例子。

「雖然使用保險套，但有時候也會體外射精，那時她對我說，生理期沒有來，我嚇了一跳，而她請求我說：『我想生下來。』我又不能對他說墮胎吧，只好對她說：『好啊！』但腦袋裡還是在想正當理由，能把孩子打掉，而常陷入神經衰弱的狀況。過二個月後，我對她說：『我考慮的結果是，我無法養活孩子，也沒有自信和妳過一輩子，請你把孩子打掉吧！』從此以後，就從她面前消失了。我不贊成留下孩子，也沒辦法想到為什麼她想留下孩子，我不希望接二連三地發生問題。當我坦白說出希望她墮胎時，以往的煩惱全都消失了。」

但是這位男子，並沒有察覺他傷害了這個女孩，也沒有反省自己可能使用了錯誤的避孕法。

有家室的T君，而二十五歲單身ＯＬ的女朋友，卻懷孕了的例子。

「我們通常在射精前會戴保險套。知道她懷孕時，我想到的是，這真是我的孩子嗎？知道她想生下孩子時，我不願意拒絕她，只好說：『好啊！』但是心裡覺得不安，不知道她會不會抱著孩子到我家找我，也不知道能不能瞞過妻子。真希望任何事都沒有發生，只想逃之夭夭。從前，覺得自己真的很愛她，但發生這件事以後，熱情全都冷卻下來了，我反而覺得家人更重要。」

大學生A君的例子。

「最初我請求她，現在還不能養孩子，希望她把孩子拿掉，但她決心要生下孩子，所以我沒有辦法再逼她墮胎……。我覺得最後決定權應在女方。光靠打工，兩個人能不能生活都有問題。如果說離開學校工作的話，我又能做什麼呢……。也有考慮結婚的問題，但這件事能坦白的告訴父母嗎？每天都想著這些問題。結果她自己主動去墮胎了。現在想到這件事，還有一種難以言喻的不安感。」

這個例子的男主角，將自己陷入精神折磨中，不過幸好能夠逃出精神折磨。不管是哪一種情形，對於避孕的反省都很少。女性本身必須負責避孕的問題，這一點非常重要。

發生婚外情的懷孕騷動事件，OL的H子的例子。

「很少使用保險套，經常都是體外射精。但是，我又不能中途叫他停止去戴保險套，他似乎討厭使用保險套，使我更難啟齒……。我很害怕會懷孕，但在他面前，又不敢很露骨的使用避孕片或避孕膏。後來，我生理期停止，察覺時已過了三個月，我並沒有對他說自己懷孕了，只對他說，生理期沒有來。他似乎並不擔心懷孕的問題，也沒有認真的為我著想。當我告訴他懷孕時，兩人為了要不要生下孩子，產生激烈的爭吵。漸漸的，連電話也不打了。當時狀況對我而言，是嚴重的打擊，但現在覺得分手是很好的事情。因為懷孕之後，我才了解他的真心。想到被我打掉的孩子，至今都難以忘懷。每次看到年紀相仿的孩子，就會想到自己未出世的孩子，覺得非常痛苦。」

案例中的女子，現在已能對交往中的男友，提出戴保險套的要求。對於過

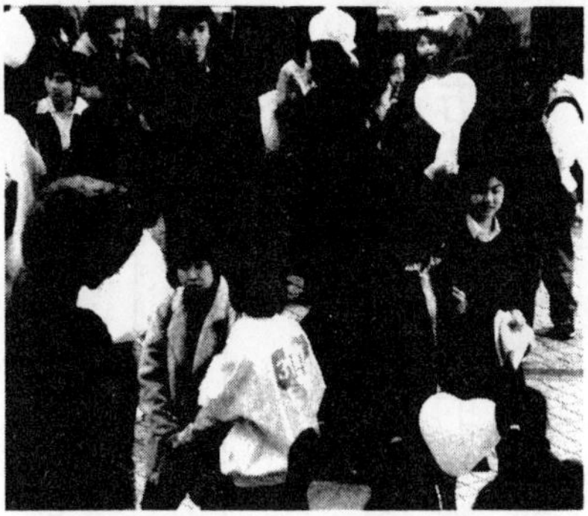

攝於東京澀谷街頭
（與本雜誌內容無直接關係）

去的失敗，能夠深深反省，而成為一位堅強的女性。

單身上班族與ＯＬＣ子的例子。

「我不相信男人，尤其是關於避孕方面的問題，兩人在一起交往時，非常快樂，但痛苦時只有我一個人在嚐苦果。我認為從前的相親結婚是很好的方法。我使用的是荻野式和保險套避孕法。懷了孩子後，才知道男人的真心。除了我之外，他還和另外三個女人交往，不停地玩戀愛遊戲。後來我把孩子生下來，從痛苦清醒過來，我只知道愛自己的孩子。當我懷胎四個月時，父母和我斷絕關係，剛開始覺得我很偉大的朋友，也開始遠離我……。一邊帶孩子，一邊生活真是非常的辛苦。有時候，真想找個人依靠，但必須是個負責任的男人才行。現在孩子已經兩歲了，長得非常可愛。」曾經沈溺在戀愛中，也曾遭受精神上的傷害，經歷了人生的低潮，但可愛的孩子是支撐她的原因。

年輕人應多談戀愛，但須確認避孕和雙方的責任，保護自己才行。

⑥ 世界上的避孕丸常識

向海外學習使用避孕丸前輩的情形

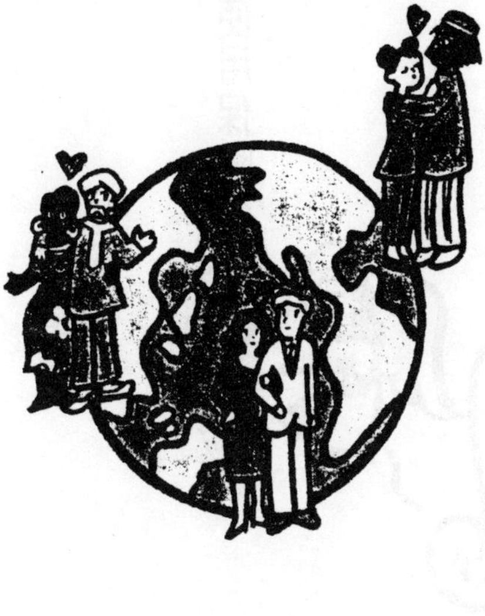

⑥向海外學習使用避孕丸前輩的情形

世界上的避孕丸常識

避孕要使用避孕丸，預防疾病要使用保險套，在海外，這種「雙重防護」已成為性的常識了。

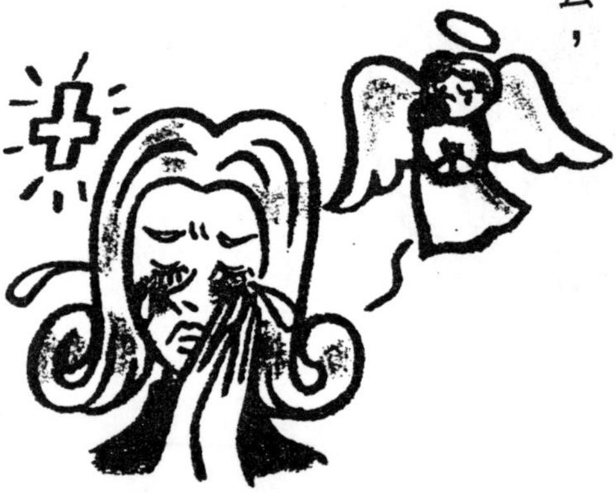

已研究了三十六年的避孕丸，能令人安心服用

現在不允許使用避孕丸的國家，世界上只有日本和北韓。相反的，很早即進行避孕丸的研究，允許使用的是美國和德國等，而允許使用避孕丸國家的認可時間，也差距了好幾年。

一九五五年，在東京舉辦的第五屆國際家庭計劃會議時，首次發表了使用黃體荷爾蒙的避孕法。後來世界認可的經口避孕藥，是一九六〇年，由美國食品藥物管理局（FDA）所許可的「艾娜比特」以及一九六一年，德國許可的「玲迪歐爾」

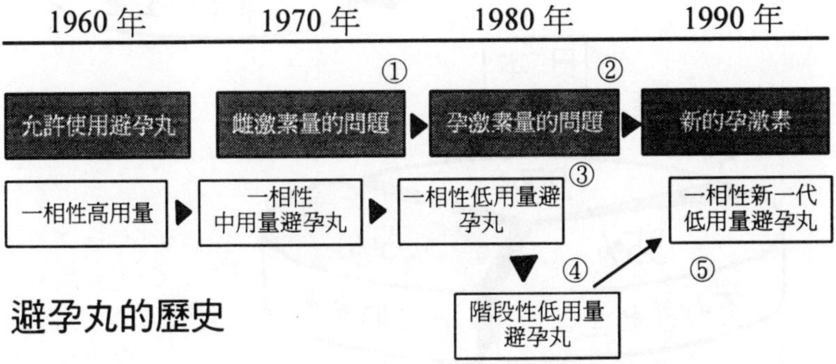

避孕丸的歷史

1.胃腸問題、血栓塞栓性疾病、致癌性的危險。
2.吸煙與心肌梗塞、脂質代謝異常、體重的增加。
3.雌激素量不到 50μg。
4.為了減少孕激素的量，而採取階段性的服用方法。
5.從量到質，演變成簡單的服用方

。這些都是高用量的避孕丸，後來衍生了血栓塞栓症、高血壓、心臟循環器官疾病的問題。

一九六九年，FDA和國際家庭計劃聯盟，提出了「雌激素（卵泡荷爾蒙）含有量，希望在五十μg以下。」的建議，由各製藥公司研究開發出使用卵泡荷爾蒙量

海外的懷孕比例和日本的比較

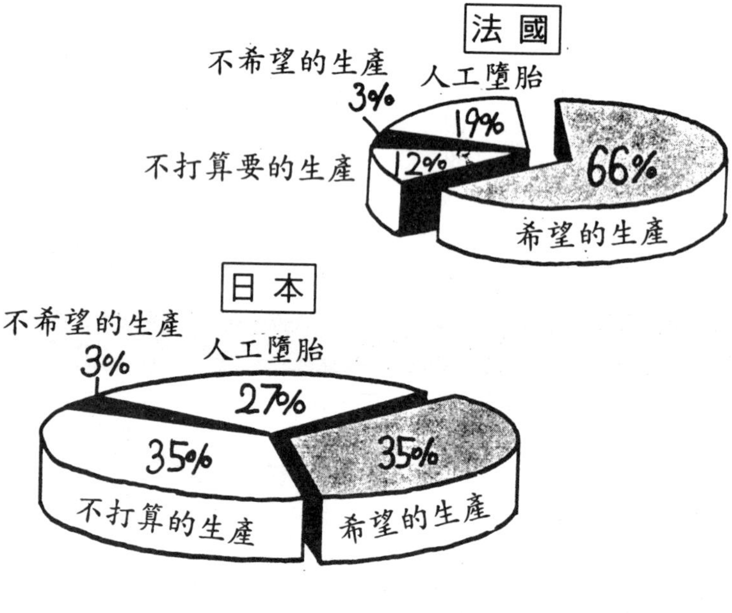

A. Guttmacher　Institute 1995 年調查

不到五十μg的低用量避孕丸。但是，當卵泡荷爾蒙低用量化時，會引起不正常性器官出血。

於是用強力黃體荷爾蒙劑製造出避孕丸，可是卻引起吸煙者心肌梗塞的問題。於是，在一九七四年，開發了階段型低用量避孕丸。這個階段型避孕丸和女性體內

美國的避孕丸使用情形

美國有 1,800 百萬女性使用避孕丸

每年有 370 萬人開始服用避孕丸

意外懷孕的每年有 68 萬 7,000 人

美國避孕丸誤用所造成的問題

新服用者因副作用的因素而停止服用……。避孕丸的誤用很多，許多女性無法規律的服用避孕丸，結果引起不正常出血，而中止服用……。因此了解避孕丸的正常使用法，非常重要。——美國洛桑巴格博士

美國各種避孕法的效果
一百位女性使用一年，有多少人會懷孕？

經口避孕藥避孕丸	0.1 人
不孕手術（男性）	0.1 人
不孕手術（女性）	0.2 人
IUD	1.0 人
保險套	2～12 人
荻野式	2～20 人
殺精子劑	3～21 人

引用自「JOURNAL OF REPRODUCTIVE MEDICINE」1995 年 5 月號的資料／不希望的懷孕和經口避孕藥誤用及服用中止／避孕效果／Tresbll & Kost「Contraceptive failure in the United States」Study in Family Planning 18（5）Sept-Oct 1987 年

荷爾蒙週期類似，因此被視為「安全性極高」。成為避孕丸使用率一口氣上升的劃時代避孕丸。

但是階段型避孕丸的服用方法，比較麻煩，若忘了服用，也會出現懷孕的問題。

於是又持續研究開發，在一九八一年，製造出副作用較少的使用黃體荷爾蒙的一相性低用量避孕丸。後來陸續開發出新一代的避孕丸。

從一九六〇年，美國許可使用避孕丸迄今已三十六年，不斷地開發研究。在世界上，像避孕丸一樣持續開發研究的藥物，非常的少。由這點來看，它應該是可安心服用的藥物。

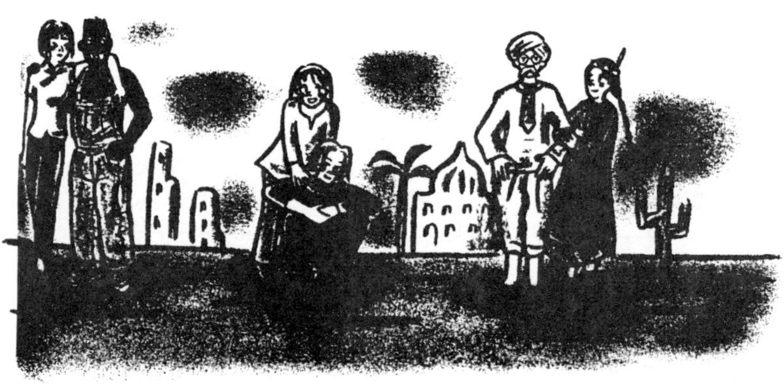

服用避孕丸可減少墮胎的機會

根據長年研究的成果，而開發安全確實的避孕藥，現在世界上服用避孕丸的女性，據說有九千萬人以上。當然依國情的不同，服用的比例也有差異（數據是針對可能懷孕的十五到四十四歲的女性進行調查）。例如，目前尚不允許使用避孕丸，避孕丸意識較低的日本，服用率只有百分之一。但是包括俄羅斯聯邦在內的東歐諸國，服用者為百分之六。相反的，性教育和政府推廣宣導非常成功的荷蘭，就有百分之三十八女性服用。在荷蘭，二十至二十四歲的女性，有百分之七十五的比例服用避孕丸。西歐的女性，則

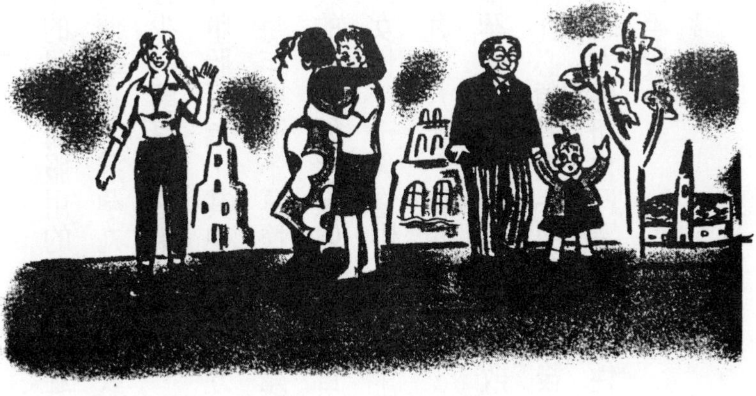

為百分之二十九。雖然很早就許可避孕丸的使用，但不能以保險補助來購買避孕丸，具有購買問題的美國，使用率約為百分之九。

並不是所有的避孕丸服用者，都是為了避孕的目的而服用的。服用避孕丸確實能夠避孕，當然就不用墮胎了。基於這個事實，避孕丸服用者較多的國家，墮胎者較少。相反地，避孕服用者較少的國家，墮胎者較多。

估計全世界每年有三六〇〇到五三〇〇萬件墮胎行為，其中卻有三分之一是非法的。而ＷＨＯ發表驚人的數字顯示，每年有五十萬懷孕婦女死亡，其中三分之一到四分之一是非法墮胎所造成的。由優生保健統計，日本的墮胎數每年在三十六萬件以上。可能懷孕的女性一千人當中，就有十一點八人會墮胎。而在荷蘭，為一萬七千件（一九八八年）約四點八人，兩者相比，日本的比例顯得非常的高。不只是懷孕婦女的死亡，墮胎失敗可能導致無法懷孕，也會引起精神上的折磨，因此必須考慮「墮胎是最後的手段」。即使不墮胎，也能夠安全確實的避孕，女性可自己選擇以女性為主導的避孕法。墮胎，絕不是家庭健康計劃的手段。

向荷蘭學習避孕的意識與教育

墮胎數較少的荷蘭，其性教育實行得非常徹底，讓人感覺到好像以整個國家，整個家庭、街頭巷尾為目標的來推廣。

首先是學校的性教育，由中學開始。當然依學校不同，也有所不同，不過在上生物和社會課的時間，第二年教導十二小時，第四年也教導十二小時。內容包括身體的構造、性行為、性器官的構造、避孕以及墮胎等，範圍非常的廣泛。

到了中學的年紀，大部分的家庭，母親都會教導孩子避孕的重要性，當然孩子也可能會有性經驗，父母不會勉強的加以阻止。為了怕孩子一失足成千古恨，他們寧可早點教導孩子避孕的知識。每個家庭都能考慮到這個問題，因此，也能創造一個和孩子討論性問題的開放環境。

從孩提時代即開始熟悉的家庭醫生，也會和孩子討論這些問題。報章雜誌也不斷地報導這方面的資訊，政府也不斷地宣傳，甚至作廣告來推廣。最近，不只是推廣使用避孕丸，還建議人們避孕丸和保險套一起使用，不僅能避孕也能預防疾病。與日本相比，荷蘭的推廣方法和內容，真是非常先進。

因此，荷蘭的高中生，女性服用避孕丸，是理所當然的事。購買避孕丸也能用保險金額支付，是免費的。這是年輕女性能夠接收避孕丸的理由。

了解正確的知識，正確的避孕

在日本，使用保險套是最多的避孕方法。避孕丸使用的比例就非常的少。其他國家，使用何種避孕方法比較多呢？

荷蘭的世代別避孕丸使用率

	1989	1990	1991	1992	1993	1994	1995
15～19歲	36%	38%	43%	41%	44%	48%	48%
20～24歲	66	70	68	70	73	73	75
25～29歲	46	48	52	56	53	61	58
30～34歲	36	35	39	39	39	42	44
35～39歲	20	22	28	28	30	31	33
40～44歲	12	12	16	16	19	20	24
45～49歲	8	8	10	10	9	13	1

根據荷蘭中央統計局調查

歐洲，使用最多的當然是避孕丸，其次是保險套和IUD。在日本，使用保險套的理由是，「方便」、「從前就開始使用」，而在歐洲使用保險套是為了「預防性病感染症」，因為使用保險套避孕非常危險。由此可知，日本和歐洲對保險套的認知，差

從藥局購買低用量避孕丸的15歲至44歲女性的演變

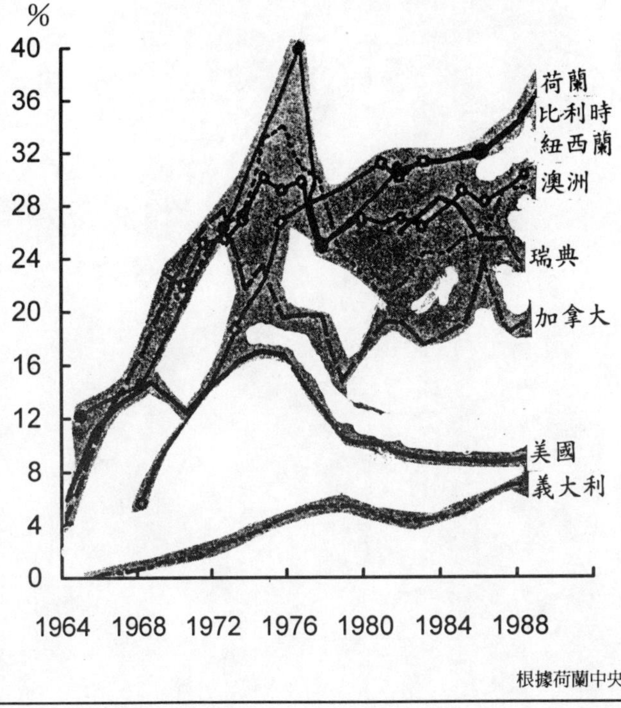

根據荷蘭中央統計局調查

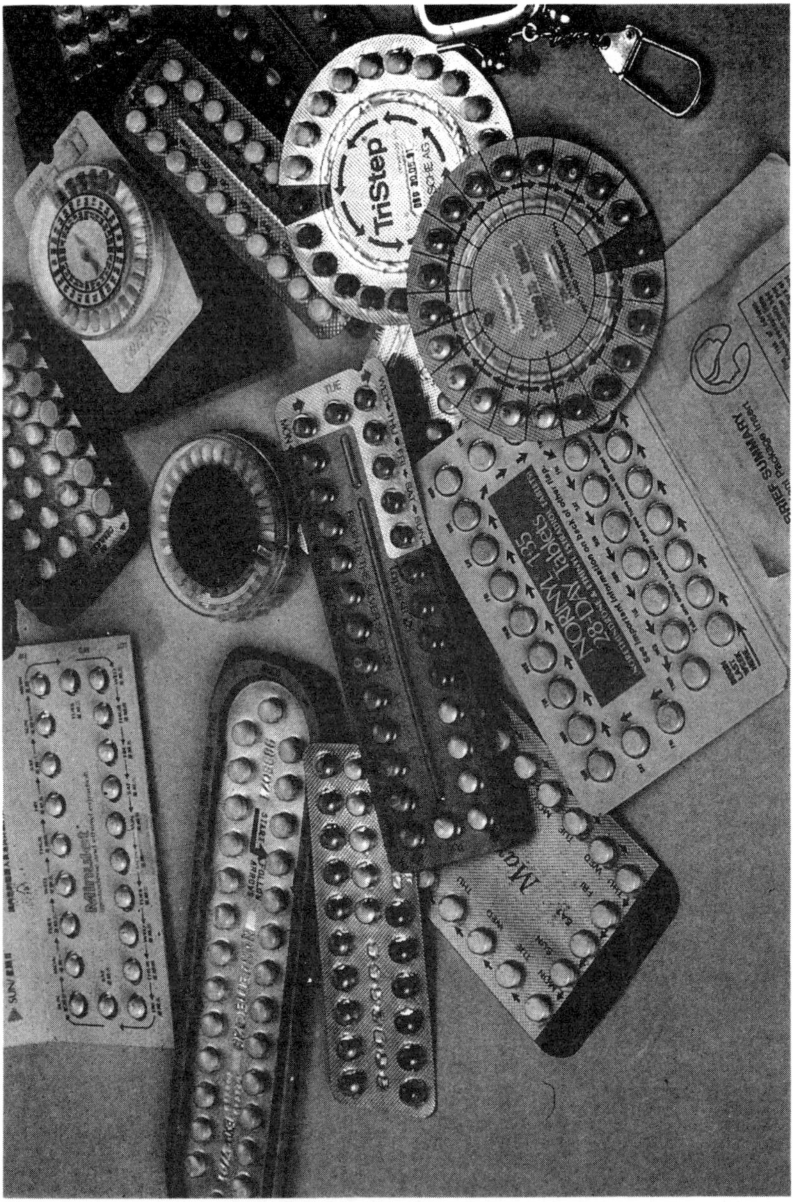
TriStep

距極大。此外，IUD等其他的避孕法使用的也很多，這是因為對避孕的知識，廣泛了解所致。

在歐美，每個家庭都有私人的家庭醫生，在必要的時候可得到正確的知識，也是一個良好的討論對象，因此覺得比較安心，這一點和日本有很大的差異。

而大眾傳播媒體的資訊宣傳，也比日本來得頻繁，因此人們能夠隨時隨地的吸收知識，製造一個不會使墮

在海外使用避孕丸的情況，聽證會資料

2　加拿大	1　英國	向參與聽證會者提出問題
隨著年齡增長而考慮健康的問題或因吸煙而中止避孕丸的服用	有特定的伴侶後服用避孕丸	中止服用的理由／不服用時期的理由
月經前後焦躁等精神不穩定，生理痛嚴重	月經前後的焦躁等伴隨月經的諸症狀出現	中止服用時的變化
保險套	保險套	中止服用避孕丸時的避孕法
未服用	服用	現在服用避孕丸嗎？
在自己祖國得到二年份避孕丸處方	請姐姐的家庭醫生開三個月的避孕丸處方	在日本時取得避孕丸的方法
沒有。沒聽說過服用避孕丸會對孩子造成影響	不會。也沒聽說讓人感到不安的說法	對於生下的孩子會造成何種影響
在自己祖國有可商量避孕事宜的對象或接受服務的設施	女性雜誌、朋友、家庭計劃中心顧問、家庭醫生、女性雜誌、家庭醫生	在自己祖國的避孕丸和避孕知識的來源
公立的設施	公立的家庭計劃中心	在自己祖國有可商量避孕事宜的對象或接受服務的設施

胎機率增加的環境。

平等避孕的機會從免費使用避孕丸開始做起

在日本，婦產科轉用治療藥，將避孕丸當成處方，價格約一個月三千日幣，對女性而言，價錢十分昂貴。而其他國家情況又如何呢？首先，不須要處方，在藥局可自行購買的有西班

（前頁問題的答案）

3　荷蘭
為了生孩子
中止服用後立刻就懷孕了，所以不知道
因為希望懷孕沒有使用，現在使用ＩＵＤ
未服用
請家庭醫生特別開半年到一年份的處方
無
女性雜誌，或在學校上課時得知
家庭計劃協會

向參與聽證會對象提出問題
最大能得到那些服務
在自己祖國購買避孕丸的地方
在學校有教導避孕或性的課程嗎
為了服用避孕丸和父母商量的方法
服用避孕丸是否和伴侶商量

牙、泰國和中國；另外，歐洲、香港、新加坡等地，則由家庭醫生開出適合自己體質的避孕丸處方箋，然後再拿著處方箋到藥局購買。

英國和荷蘭是保險付費的方式，免費使用避孕丸，購買一月份避孕丸須支付一千元日幣，最後由保險金額中全額退還。

此外，在母親診所和

3　荷蘭	2　加拿大	1　英國
診察需要付費，但避孕用具和避孕丸則是免費提供。	即使未告知姓名，也可諮詢避孕、懷孕方面的問題，也可得到避孕丸的處方。但避孕丸須付費購買。	不論年齡多少，皆免費提供避孕器材和避孕丸方面的諮詢。
家庭醫生	家庭醫生，婦產科醫生	家庭計劃中心醫生
中學時，學校特別請講師開關於避孕方面的課程。在荷蘭，每所學校都會教導這方面的知識。	有教導生殖方面的課程，但不記得有談到避孕丸的問題。	十四歲時看電視得知避孕的知識。
自己並沒有告訴父母，不過有很多人告訴父母我正在使用避孕丸。	沒談過這類的問題，過不久母親就知道了。	沒有。過一陣子後，母親就知道了。
開始服用時沒有愛滋病的問題，也沒有伴侶，所以沒有任何人商量。	要不要用避孕丸自己會判斷。但避孕的問題會和伴侶商量。	有的

根據（社）日本家庭計劃協會所主持的 1994 年「女性的身體和避孕丸」講座席上的聽證會資料

家庭計劃中心，也可免費得到避孕丸，而保險套也是免費的。

當然依國情不同，想法也不同。不過對生活上收入較少的年輕人而言，避孕丸太貴了，所以無法利用避孕丸，作安全確實的避孕。避孕的機會，應每個人公平擁有才對，因此應該以更方便、更安全，而且是幾乎免費的方式，來使用避孕丸。

⑦ 正確的避孕

是否了解正確的避孕方法

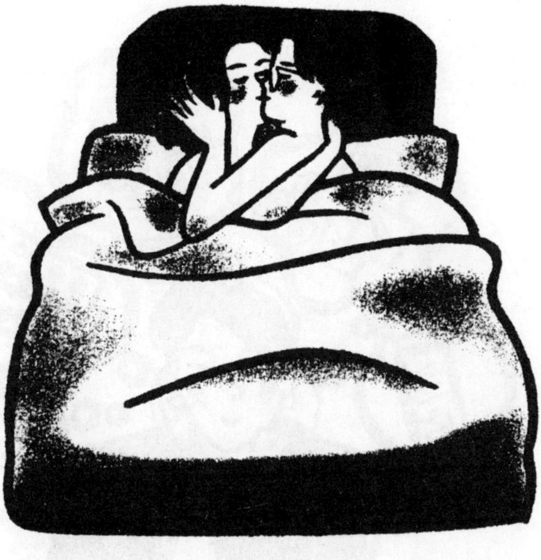

⑦是否了解正確的避孕方法

正確的避孕

避孕的方法除了討論中的避孕丸外，還有利用女性月經週期的荻野式，以及簡單方便的保險套，確實的避孕手術方法等等。可以選擇實行適合自己的避孕方法。

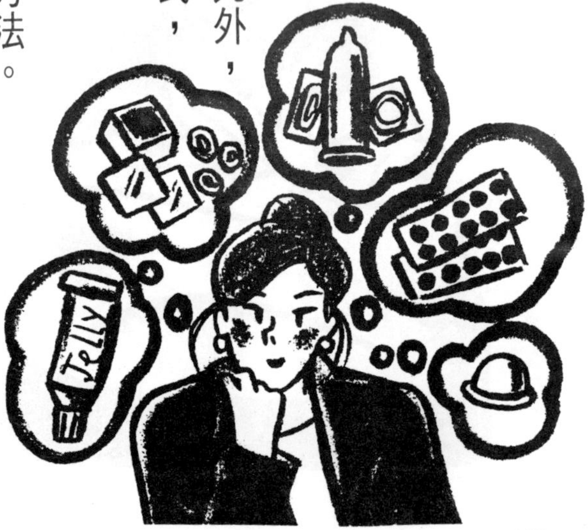

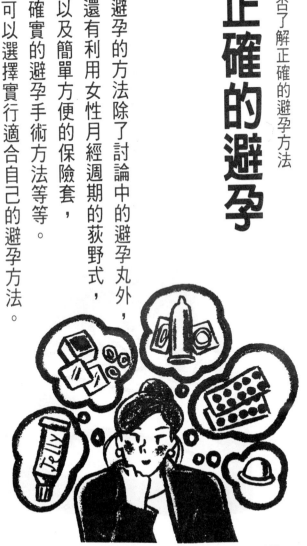

在希望有孩子的時候，生下孩子，才能得到祝福。懷孕、生產、育兒帶給女性精神上、身體上極大的負擔，而且不是短暫就能結束的。所以，對於懷孕，要謹慎考慮清楚。

但若是因此而輕易的想到墮胎，也是一大問題。不僅造成生理上的痛苦，走錯一步的話，以後可能會不孕或子宮外孕的危險。而且伴隨墮胎的精神痛苦也很大。

生不生孩子，是否要懷孕，對女性而言，責任重大。所以絕不能將避孕的責任，交給伴侶，女性自己要積極地採取避孕措施。

在許多的避孕方法中，選擇哪一項較好呢？可用避孕的確實性、費用高低、使用是否簡單等作為選擇的基準。當然對身體無副作用，也是條件之一，而且無損女性的性感，女性也能積極地避孕。懷孕對女性生理會造成重大的影響。

避孕責任不要交給男性，自己也要多想想好的方法才行。

日本避孕的情形

	未婚女性	已婚女性
使用避孕方法的比例	54.1%	58.6%
①保險套	92.7	77.7
②荻野式	5.7	7.1
③基礎體溫法	12.5	6.8
④性交中斷法	5.2	7.1
⑤不孕手術（女性）	—	5.8
⑥不孕手術（男性）	—	1.2
⑦ＩＵＤ	—	3.7
⑧經口避孕藥	1.6	0.6

根據每日新聞社人口問題調查會：全國家庭計劃輿論調查，1994 年。

避孕法①
經口避孕藥

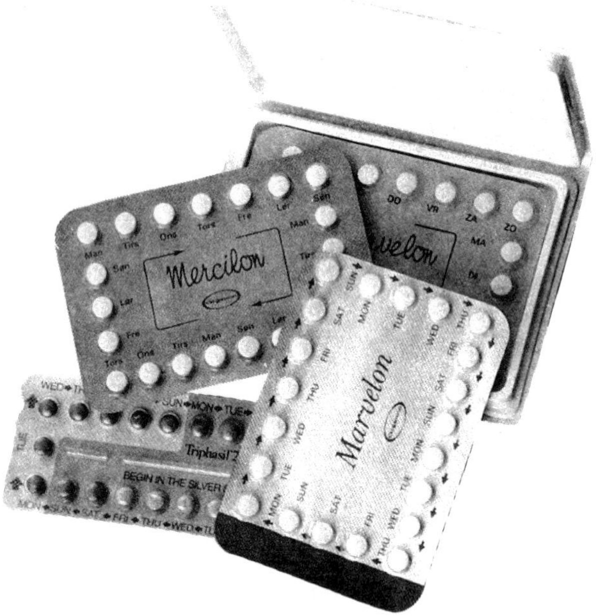

具有 36 年世界研究改良結果歷史的避孕丸，製造出安全確實的低用量避孕丸，只須一天服用一顆，就能成為女性主導型的確實避孕法。應該配合自己體質來選擇藥物。

在歐美最多女性使用的百分之百避孕效果的經口避孕藥，就是避孕丸。而在日本，中高用量的避孕丸，則被當成月經困難症的治療藥使用。

避孕丸是利用女性體內自然分泌的卵泡荷爾蒙（雌激素），和黃體荷爾蒙（孕酮）所製造出來的。這兩種

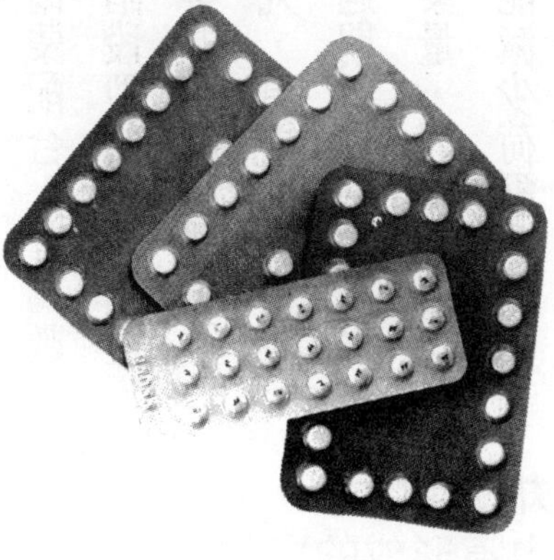

日本所使用的中高量避孕丸

因卵泡荷爾蒙量的不同，而分為低用量、中用量、高用量避孕丸。在日本，中高用量避孕丸，被當成月經困難症的治療藥，但有人服用之後，會感到噁心。

荷爾蒙，經由體外攝取之後，能夠抑制腦下垂體分泌性腺刺激荷爾蒙。服用避孕丸就不會排卵，不會排卵當然就不會懷孕。

每天服用一顆避孕丸，持續服用二十一天之後，七天中止服用，中止期間就會出現和月經一樣的出血現象。

卵泡荷爾蒙量較多的中高用量避孕丸，被當成月經困難症的治療藥使用。在歐美被當成避孕藥使用的，則是幾乎無副作用的低用量避孕丸。

低用量避孕丸，是指卵泡荷爾蒙含量五十μg以下，而低用量避孕丸中，又有卵泡荷爾蒙和黃體荷爾蒙配合製成的，服用週期二十一天的一相性避孕丸，以及兩荷爾蒙配合，分為數階段型的階段型避孕丸。階段型避孕丸，更接近自然性週期所分泌的荷爾蒙量，因此，具有能減少荷爾蒙投與量的優點。另一方面，若服用錯誤或忘了服用，即必須停止服用七天以上，這是它的缺點。

最近，被認為與階段型避孕丸同

避孕丸的構造

避孕丸使用中，子宮內膜形成的變化

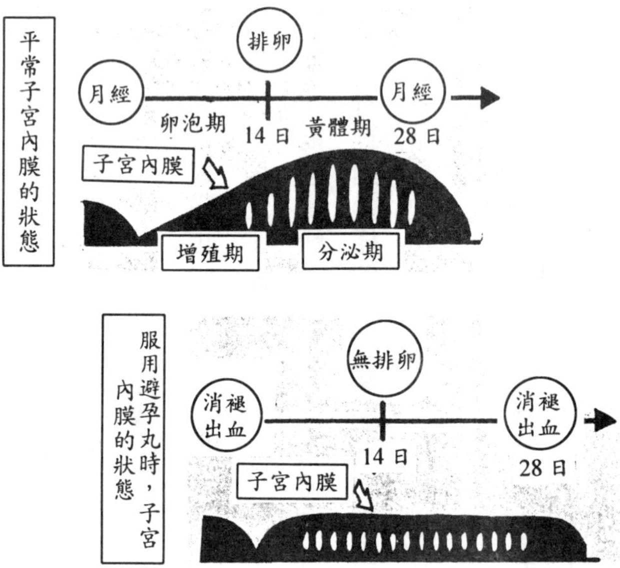

樣，但荷爾蒙含量較少的一相性避孕丸，由於服用方法簡單，所以較容易調節月經週期。

避孕率幾乎達到百分之百，是避孕丸的優點。在一年間，一百位服用避孕丸的女性，懷孕機率為○·一。一次週期的份量，約為二千至三千日幣，一天只須服用一顆，非常的簡便，而且無損於性感。避孕丸是不須依賴男性，而女性可確實避孕的方法。

低用量避孕丸，除了避孕外，還有其他的效果，也就是說，可以事前知道月經何時來，可調節月經週期。不希望月經來的日子，如旅行等，可避免月經週期與其重疊，安心的訂立計劃。此外，出血量較少，改善生理痛，緩和貧血，預防卵巢癌和子宮內膜癌。

避孕丸和盤尼西林等藥物併用時，會降低避孕的效果。但是，光想服用簡便和避孕的優點，避孕丸仍是很好的避孕法。

避孕法②
保險套

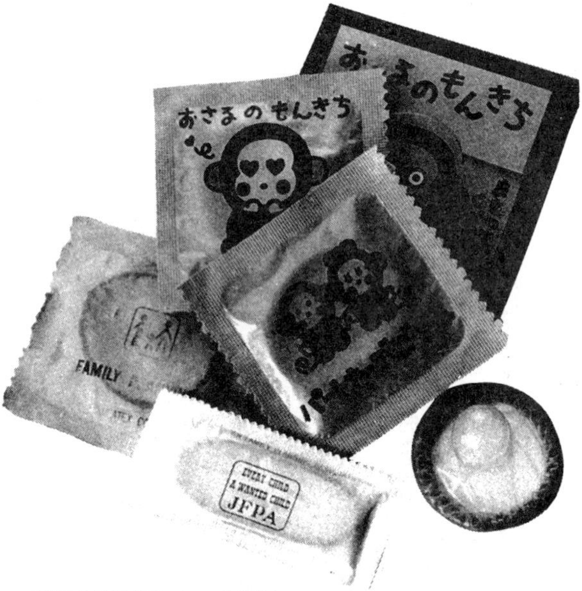

購買方便的保險套，非常便宜。以各種不同的樣子包裝，有的附帶防止脫落的裝置，有的表面塗抹潤滑液以便能順利插入。現在也有可愛包裝，或具有遊戲感的保險套出現。

保險套是日本使用最多的避孕法，其使用方法，是將天然乳膠製的橡皮袋，直接套在陰莖上，讓射精後的精液積存在袋子裡。

其優點是，能預防愛滋病等性感染症，在超市、藥局或郵購的方式，皆可購得。正確使用的話，具有極高

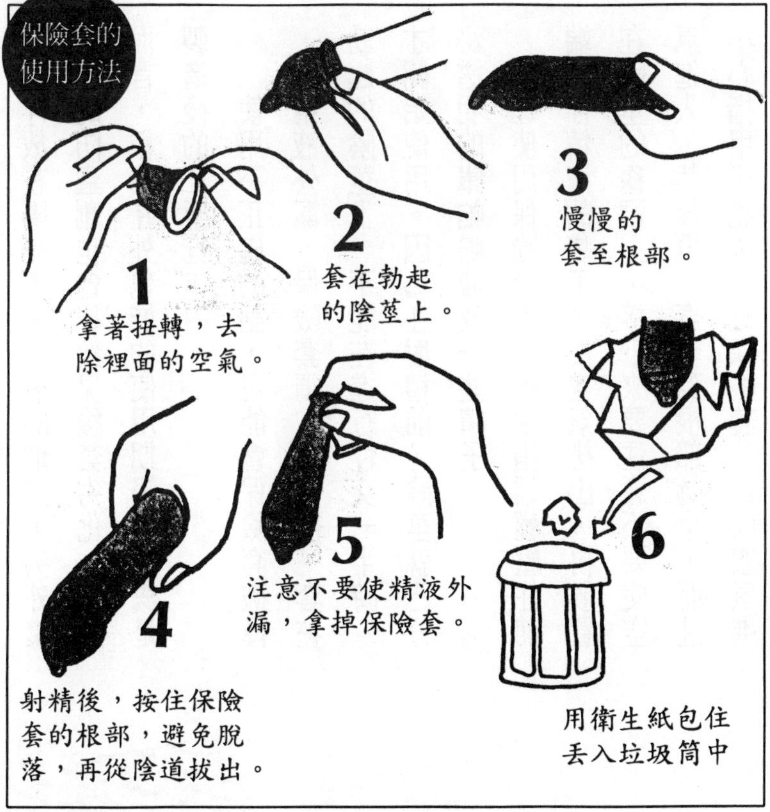
保險套的使用方法
1
拿著扭轉，去除裡面的空氣。
2
套在勃起的陰莖上。
3
慢慢的套至根部。
4
射精後，按住保險套的根部，避免脫落，再從陰道拔出。
5
注意不要使精液外漏，拿掉保險套。
6
用衛生紙包住丟入垃圾筒中

的避孕效果。

但保險套的懷孕率有百分之二至十二，非常的高，不能夠安心使用。如果使用超過有效期限的保險套，或使用不正確，可能會導致懷孕。

保險套，是由天然橡膠製成的，若沒有正確的保存，可能會變成品質劣化的老舊保險套。應存放在陽光不會直射的地方，另外桌屜中的防蟲劑也會導致保險套劣化。一般而言，標明在外包裝的使用期限，大概是製造後的三至五年內。

使用不正確的話，可能會保險套破掉，而精液外漏。保險套須在性交前，套在勃起的陰莖上，不能在進行性交一半時，才開始使用。因為在射精前，陰莖就已分泌透明的庫帕腺液及一些精子。

在使用保險套時，用手指輕輕壓住前端積存精液的袋子，使空氣排出，再放置在陰莖的龜頭上，接下來要注意不要使空氣進入，然後再一直套到根部為止，而且小心指甲可能會刮破保險套，造成空氣進

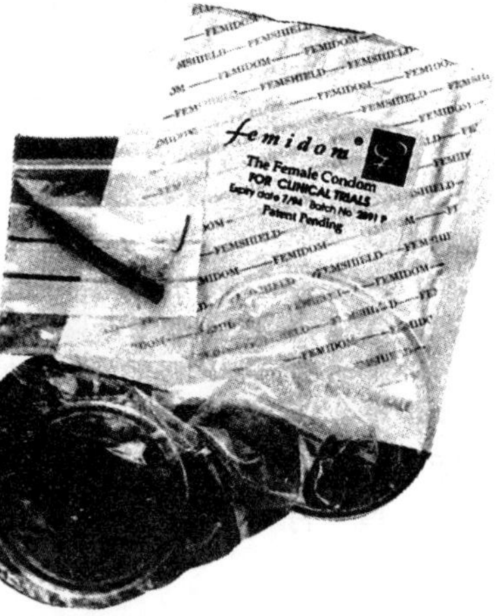

女性用保險套

在國外並不多見，在海外已經使用這種女性用保險套，插入陰道中，防止精子進入的保險法，可預防愛滋病等ＳＴＤ，是一舉兩得的方法

入，也可能會破裂。

　射精後，要從陰莖上迅速拔出，否則保險套可能會滑落在陰道中，無法避孕。有些人會戴兩層保險套，但摩擦可能會破裂，最好不要這麼做。保險套的缺點是，這是女性自己無法控制的避孕法，若男性不協助的話，根本無法實行。

　對男性而言的缺點是損害性感。在情緒高漲時，必須中斷行為，戴保險套；而且手邊一定要準備好保險套，這都是它的缺點。

我與避孕丸 OL

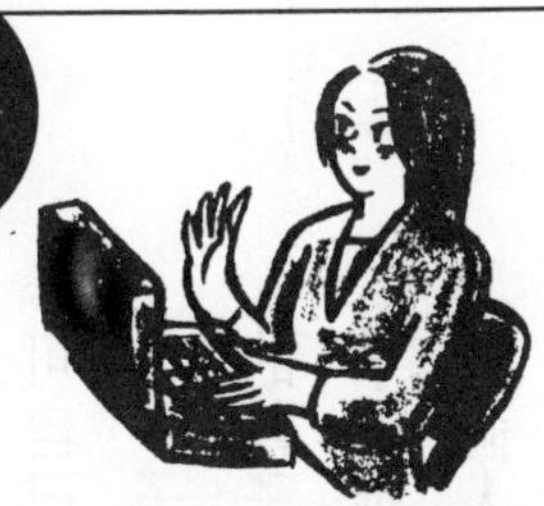

　我的休閒活動是參加壘球社，服用避孕丸出血量較少，出血時間約三至四天，不會妨害練習。聽說歐美的女性運動選手，除了避孕的目的，也為了練習服用避孕丸，而我服用之後，也能了解她們的感受。

我與避孕丸 空服員

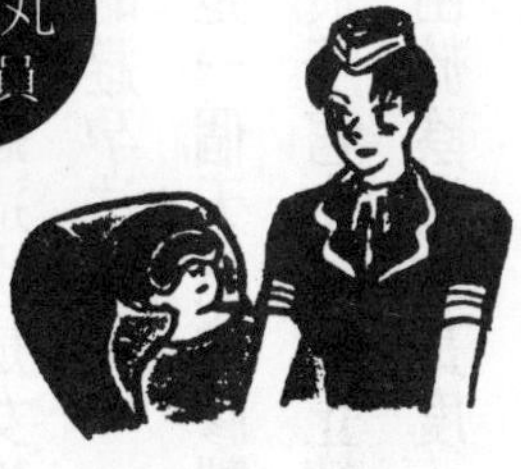

　我的生理痛非常嚴重，來經期腰痛也很厲害……。我從事的是經常站立的工作，所以感到非常痛苦。服用避孕丸後，真的感覺十分輕鬆，完全沒有生理痛的現象，雖然有點腰痛的感覺，但我也能在工作中不用擔心，面帶微笑。

避孕法③ 子宮帽

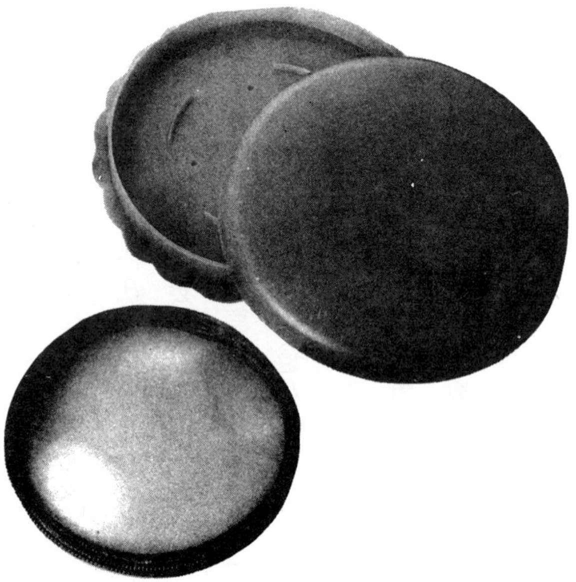

最初須由助產士或護士，為你決定尺寸，再自行安裝即可。

子宮帽，是現在較少人使用的避孕法，不過這也是女性可自己進行的避孕法之一。

子宮帽是一個天然橡膠製的蓋子，置於子宮中，阻止精子的進入。由於陰道的長度，依個人有所差距，因此初使用時，須由受胎調節實地指導員資格的助產士、護士等，來為你決定適合的尺寸。規格有六十至八十五㎜大小，共六種。子宮帽兩面塗抹殺精子劑，進行性交前，可自行安裝，射精後，約八小時內須取出。

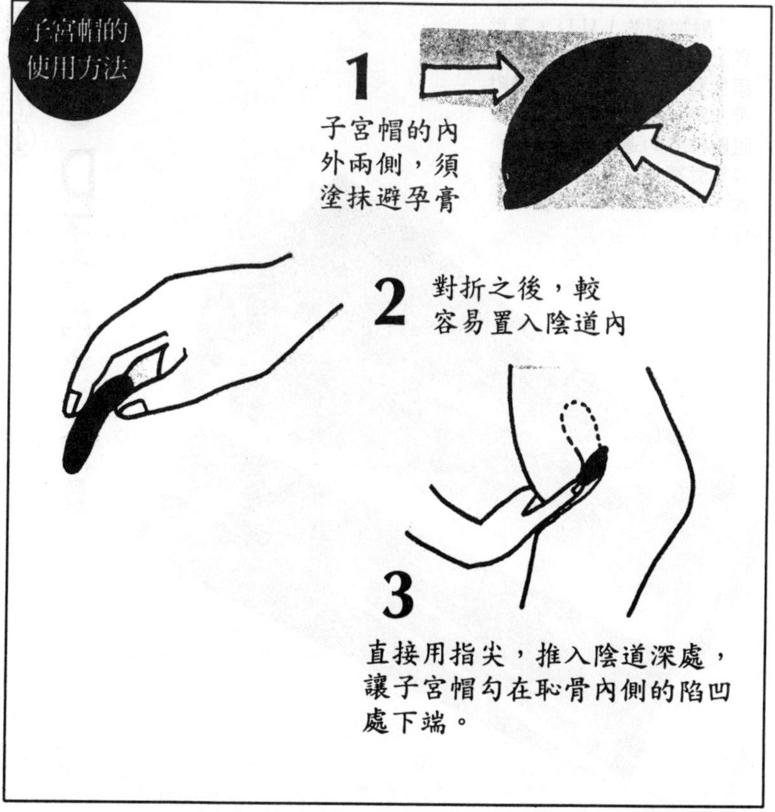
子宮帽的使用方法
1
子宮帽的內外兩側，須塗抹避孕膏
2
對折之後，較容易置入陰道內
3
直接用指尖，推入陰道深處，讓子宮帽勾在恥骨內側的陷凹處下端。

無損於性感，是女性可自行進行的避孕法。可長時間使用，不過因為尺寸不合，或未置於正確位置，可使懷孕率達到八至三十三百分比。

再加上放入取出非常麻煩，或是忘記取出，而造成陰道內發炎，因此較少人使用。據說，沒有懷孕經驗的人，很難使用。

避孕法④ IUD子宮內避孕用具

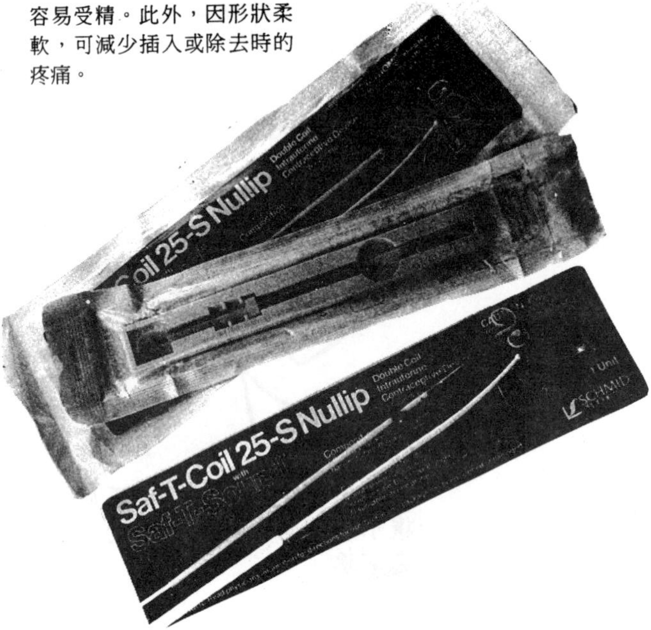

附加銅的ＩＵＤ，是世界上最普及的避孕法。這種添加藥劑的ＩＵＤ，本體附帶的銅，會產生銅離子，會阻礙精子的運動性，使其不容易受精。此外，因形狀柔軟，可減少插入或除去時的疼痛。

將環或繩置於子宮內，使受精卵無法著床的子宮內避孕用具，稱為ＩＵＤ。現在國內許可的有環型，包括太田環和優生環，而繩型包括卡亞環和ＦＤ—１等。

ＩＵＤ愈大，避孕效果愈佳。相反地，會造成不正常出血和生理痛，插入時的疼痛也愈強。

　環型和繩型的最大差異，是環型插入時須利用器具，而呈樹枝狀的繩型，本身已配有附件，因此放入子宮內後，只要拔掉繩上所附的筒，即只留下繩子，當然插入後，除去也較簡單。

現在國內允可的ＩＵＤ，包括優生環，太由環，卡亞繩，ＦＤ—Ｉ這４種。須醫生置入，有效期間為２至３年。

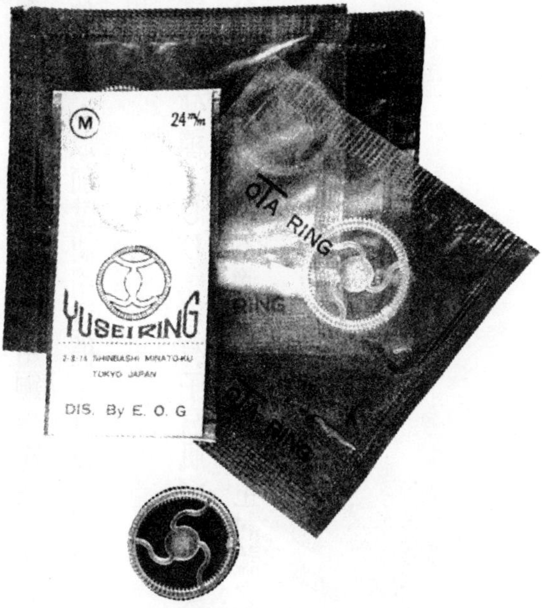

材料主要使用，不會傷害子宮的塑膠或尼龍和聚乙烯等。

必須由婦產科醫生為你安裝。安裝後，具有數年的避孕效果。按裝後到取下之前，安全不須花費任何的工夫，但因子宮不斷地移動，也可能不知不覺中脫落了。安裝後月經剛過的第六個月，與第一年須接受檢查。

此外，最近許可使用的一種添加藥劑的ＩＵＤ。縮小尺寸的ＩＵＤ，減少了副作用，也提高了避孕效果。包括兩種型態，一種是塑膠裝的，含有黃體荷爾蒙；另一種ＩＵＤ，用銅線綁住，藉著銅離子作用，而提高避孕效果。在國外，以前就使用這種ＩＵＤ，但是國內，因為毒性不明，一直沒有許可。

但不管使用何種ＩＵＤ，患有子宮肌瘤和感染症的人，不能使用，另外體質的不同，有些人也不適用，須和醫生討論之後，才能使用。

IUD的放置方法

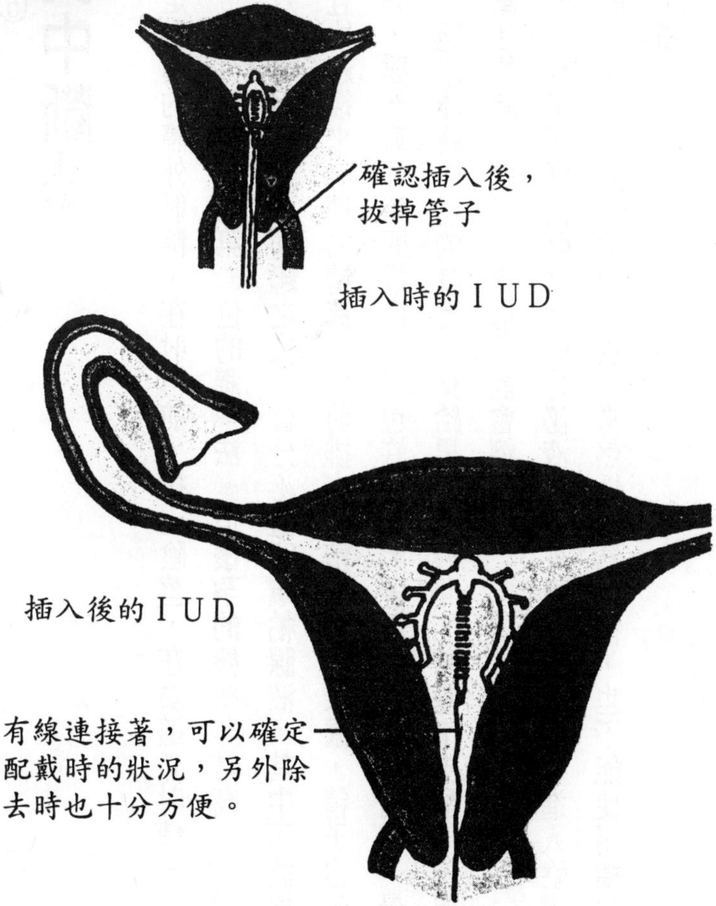
確認插入後，
拔掉管子
插入時的ＩＵＤ
插入後的ＩＵＤ
有線連接著，可以確定
配戴時的狀況，另外除
去時也十分方便。

避孕法⑤
性交中斷法

也是俗稱的體外射精。在射精前，拔出陰莖，在陰道外射精。

在日本，這是排名第二位的避孕法。但懷孕的機率非常高，可說是毫無避孕效果，因為陰莖勃起之後，會分泌透明庫帕腺液，其中可能摻雜精液，而且比起後來射精的精液，先前排出的精液密度較濃，精子也較有活力。此外，雖然算好時間拔出，但也許已經太遲了。對女性而言，最重要的避孕，絕不能將自己的身體，交給男性一瞬間的感覺來支配。若要使用性交中斷法的話，就必須覺悟可能會懷孕。

另外，精子可能沿著女性的分泌液，從外陰部或大腿，進入陰道。因此陰道的分泌液不能接觸到精液，當然性行為之後，也不能使用擦拭過精液的衛生紙。

避孕法⑥ 殺精子劑

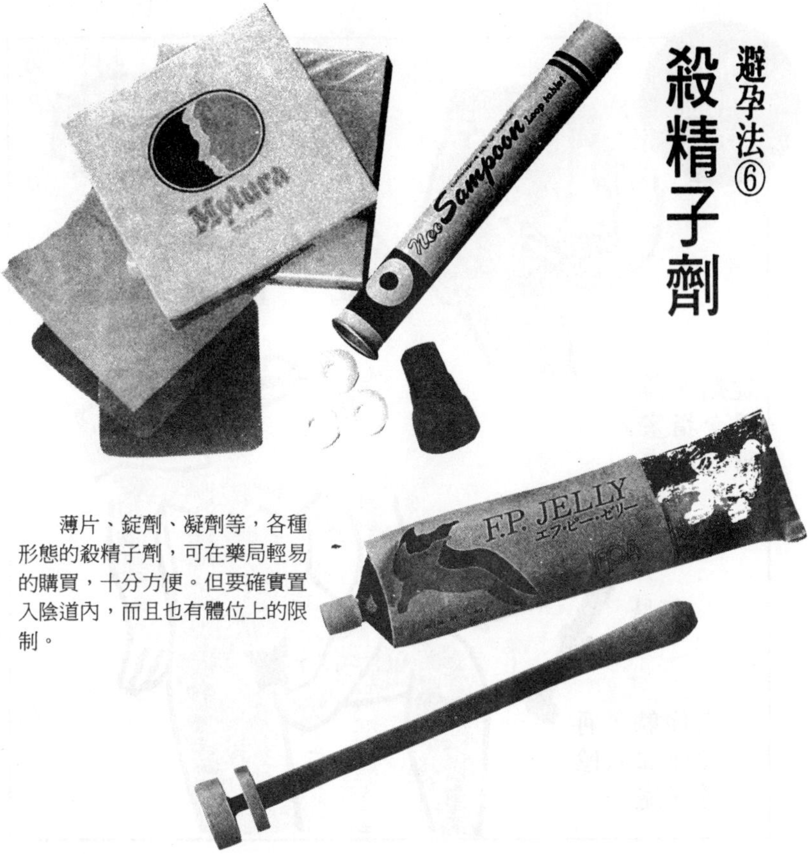

薄片、錠劑、凝劑等，各種形態的殺精子劑，可在藥局輕易的購買，十分方便。但要確實置入陰道內，而且也有體位上的限制。

在體內射精的精子，可用殺精子劑，在進入子宮前將其殺死。殺精子劑包括，在陰道內具有溶解發揮效果的薄片、陰道內發泡的錠劑，或利用附件，注入陰道內的凝膠等。不論哪一種，都須在進行性行為之前放入，估計溶解的時間，才開始進行性行

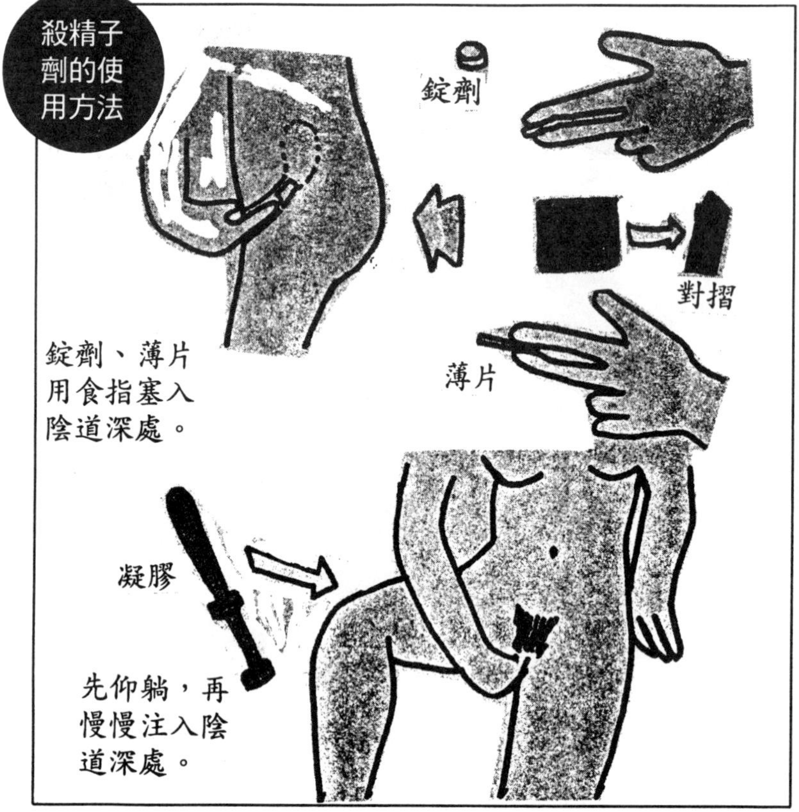
殺精子劑的使用方法
錠劑
對摺
薄片
錠劑、薄片用食指塞入陰道深處。
凝膠
先仰躺，再慢慢注入陰道深處。

為。

薄片和避孕膏相比，在陰道完全溶解須花較多的時間，要在進行性行為的五至七分鐘前插入。殺精子劑的效果，可持續一小時，須在一小時內射精，或一小時後重新放入薄片。

錠劑溶解須五至七分鐘，但薄片或錠劑，很難深入陰道內，不過體積小，攜帶方便。

凝膠須在進行性行為時放入，較佳。但不利用附件，很難置入陰道。置入後，不能站起來，而且經過一段時間，就會流出陰道外。

殺精子劑具有下列的優點：沒有副作用，可在藥局購買，女性可自行避孕，但懷孕率為百分之八至二十一。可考慮和保險套併用。購買方便，由女性來主導，可算是有效的避孕法。

因懷孕率較高，有人擔心殺精子劑，會不會對懷孕時的胎兒產生影響，經研究結果證實，無須擔心。

不論何種殺精子劑，皆是藥物的一種，須遵守包裝上的使用期限，常溫保存在非陽光直射的地方。

我與避孕丸 導遊

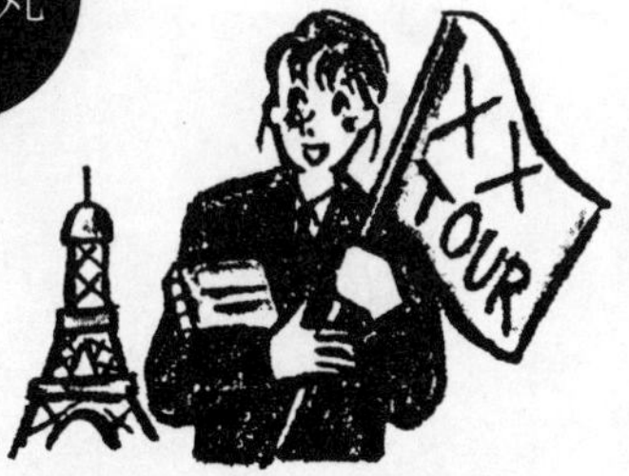

因生理不順感到困擾，服用避孕丸後，知道月經何時來，感到很輕鬆。不用擔心月經什麼時候來，實在是太棒了。尤其有時候要帶團，可以將生理週期調整幾天，即使遇上出團的日子，因出血量較少，也無妨。如果帶團遇上生理期，沒時間上廁所，真的很麻煩。

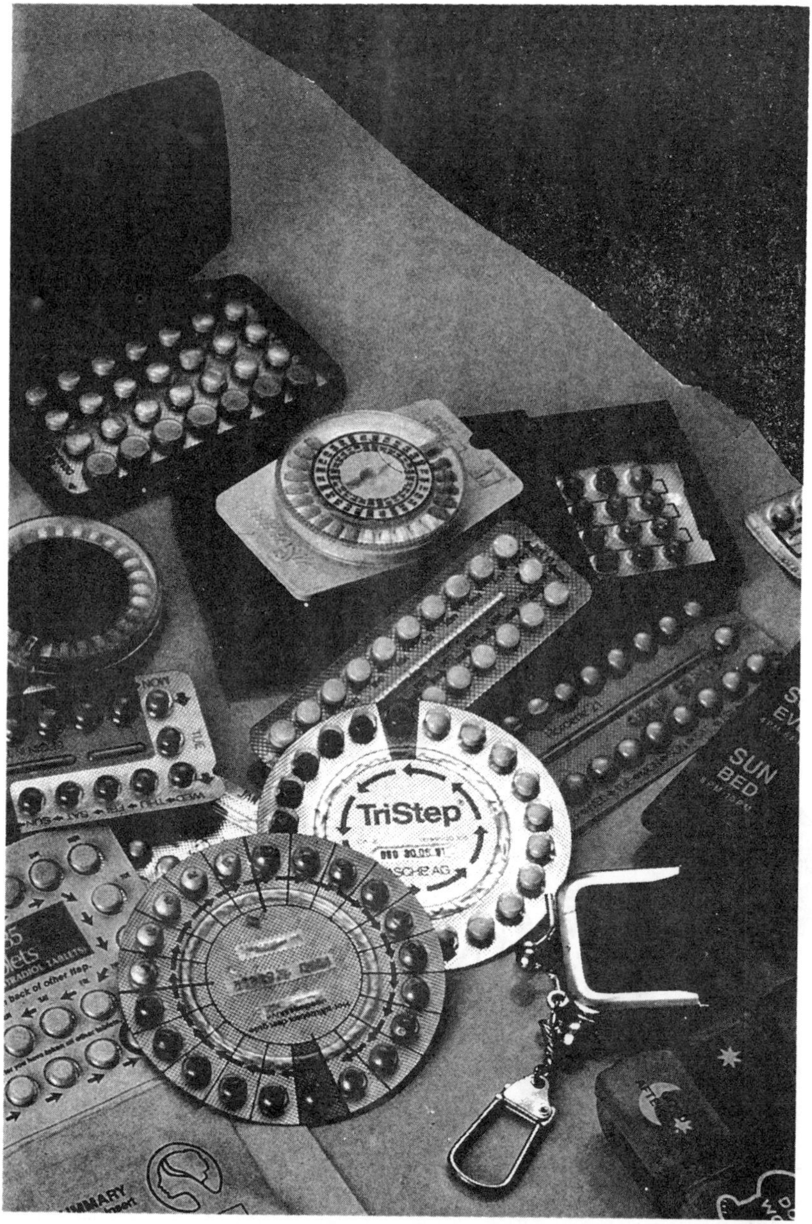
TriStep
SUN
BED

避孕法⑦ 新規律法

排卵前後體溫的變化僅僅為 0.3 到 0.5 度。因此婦女用的體溫計，刻度為 0.1 度。月經與月經之間的前半為低溫，後半為高溫，月經開始前後體溫會下降，若月經沒有來，且持續為高溫，可能是懷孕。

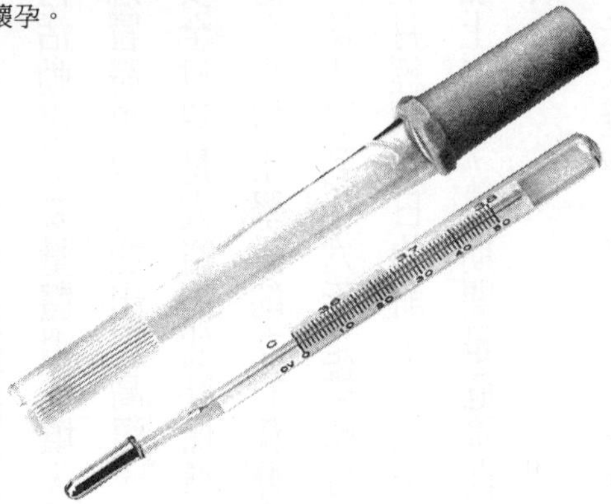

利用女性生理的規律，算出安全日，在不會懷孕的安全日，進行性行為，稱規律法。主要的有基礎體溫法和荻野式。不過，若計算或體溫測量不正確，即失去避孕效果。國內有三分之一的伴侶進行此種避孕法。

首先來談基礎體溫法，每天清醒

後立刻量體溫，體溫由低溫轉高溫時，即為排卵日。排卵前三天，及排卵前後，再加上二天是危險日，這期間須避免進行性行為。使用這個方法是，每天早上任何活動之前要量體溫，填入體溫表內。也有人無法找出排卵日來。此外，感冒發燒也可能出現高溫，反而危險。有些人精子和卵子的壽命較長，故安全日只是大略的估計標準而已。

應用荻野久作博士學說創立的荻野式，則是以為在下一次月經預定日前一天算起，第十二到十六天是排卵日，精子存活三天，卵子存活一天，因此在下一次月經預定日的前十二至十九天，這幾天再加上安全顧慮的問題，前後再加上二天，這期間是危險期。若月經沒有按照預定的日子來，避孕就會失敗。

利用規律法來避孕，其懷孕為百分之三十四至三十五，比例相當高，最好併用其他的方法。但量基礎體溫，可幫女性檢視自己的健康，不妨一試。

避孕的構造資料

基礎體溫與身體的變化

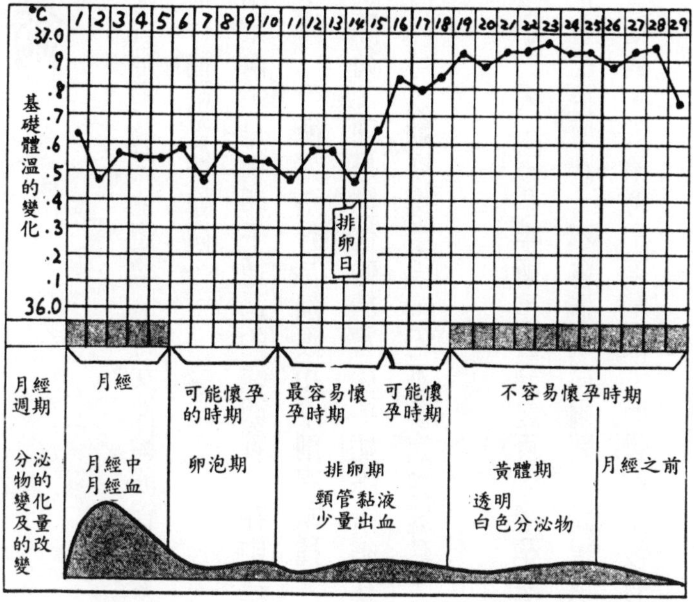

避孕法⑧

不孕手術

不孕手術，是指為避免懷孕，將女性輸卵管結紮手術，男性為避免精子送出，而進行輸精管切除術。

輸卵管結紮術，是指卵子通過的輸卵管，在中途綁起來，是基於優生保護實行的手術，手術方法分為剖腹和不剖腹兩種。

輸精管切除術，則是綁住輸精管後再切除，須在泌尿科開刀。另外，若想要孩子時，可以動恢復手術，但不一定會成功，所以手術前須慎重考慮。

對生完孩子的人，不孕手術是百分之百的避孕法。不論哪一種手術，卵巢和睪丸都會維持原狀，不會造成荷爾蒙失調，或性慾減退的現象。並不是說輸精管結紮，就不會出現精液，而是射出沒有精子的精液，所以無須擔心。

⑧ 始於避孕丸的男女良好關係

北村醫生為日本女性加油

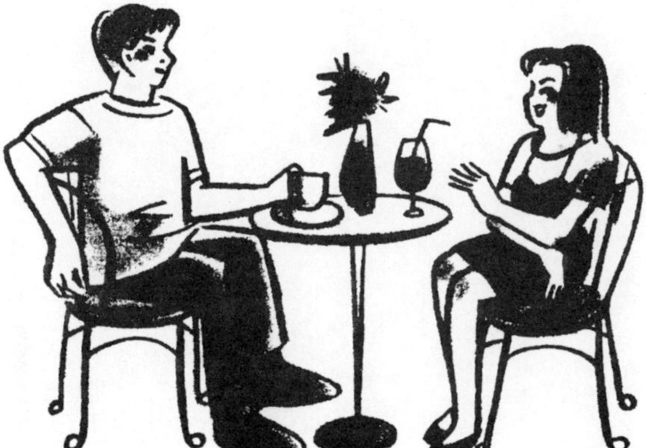

⑧北村醫生為日本女性加油

始於避孕丸的男女良好關係

北村邦夫
（社）日本家庭計劃協會診所所長

想要實現好的性行為，建立良好的男女關係

「日本女性可能不喜歡性行為吧?!」

這是住在美國紐約的女性，向我詢問的問題。也許問得有些唐突。日本已婚女性中，有八成使用保險套避孕法，四人中有一人曾墮胎過，而有

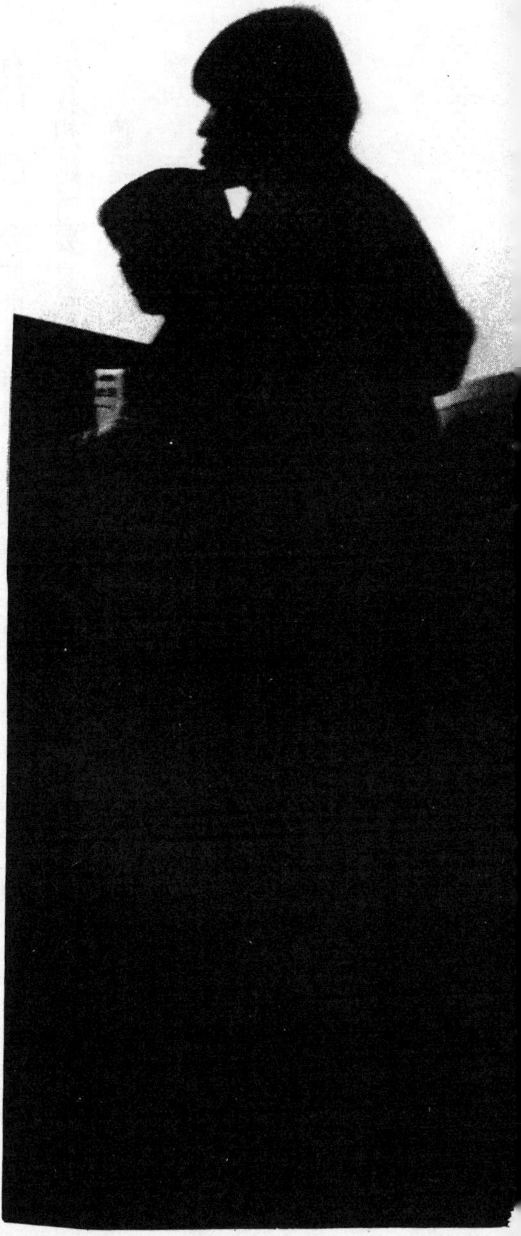

四成的人有二次以上的墮胎經驗。這是根據每日新聞的輿論調查所得的結果。

這位美國女性接著又問我：

「男性戴在性器上的避孕用具會破裂，而且也可能使用失誤，結果懷孕的卻是女性，這不是自相矛盾的事嗎？」

她的指責非常的嚴厲。如果知道性行為的不可知性，怎麼會靠厚度只有〇·〇二公厘的保險套，來保護自己呢？因此她的說法可能有些過分，但我想她所要表示的，應是「日本女性不懂享受性愛之樂」。

聽說很多人雖然使用保險套避孕，但在下一次月經來之前，總害怕會懷孕，而有不安感。所以我想，在進行性行為時候，一定有不少女性一直擔心，會不會懷孕，懷孕了怎麼辦？感染了愛滋病，該怎麼辦？因為有這些不安，無法盡情享受性愛之樂。

性行為是什麼

最近進行女性用保險套的臨床實驗，保險套與服用二十一天，即不會懷孕的避孕丸不同。保險套在每次進行性行為都必須配戴，而且是否實際發生效用，我們也不知道，只能相信進行臨床實驗女性的說法。因此到受診日時所提出的問題也十分尖銳，如：「誰該戴的？」「使用感覺如何？」「性感嗎？」

此外，使用於人工肛門的保險套，是由聚氨酯材質製成，如果按照指示使用，應該不會懷孕，但是也有例外……。失敗的機率，和男性使用的保險套相同，理由很簡單，常沒有使用，即進行性行為。自己同意進行臨床實驗的女性在接受前，雖然仔細閱讀注意事項，確認之後才簽名同意做實驗，卻表示「不使用」，的確令人為之氣結！

當然，我也知道在進行性行為時，要持續戴著避孕用具，的確是很困難的事。

「剛開始，按照同意書的指示使用，不知道為什麼，它就掉了。」

性愛顧問的創始者奈良林祥曾說，性行為是一種自我毀滅的行為，他說：「人類的核心是自我，我們用厚重的常識、理性、社會性的鎧甲包住自我，而性行為則取掉了這些鎧甲，於是自我裸露出來，成為一種自我毀壞的行為。」

懂得巧妙使用真心與藉口的我們，在進行性行為的時候，若還持續這麼做的話，就無法享受性愛之樂了。赤裸裸的兩個人，不能談到任何常識和理性。

性行為的世界，不能用「我是社長，不能用正常位」。或是「請等等，我化粧以後再來吧！」的現實世界比擬。運用理智的交談，在兩人互相了解之後，決定進行何種行為，到底尋求些什麼，這是不可能的！因為性行為是如此的行為，所以當場可能慌慌張張的，忘了使用避孕器具。

雖然，理智告訴我們該這麼做，但總是僥倖地想：「沒有關係吧！」因此拿掉保險套，對於性伴侶的心理，我也能了解。

實踐好的性行為

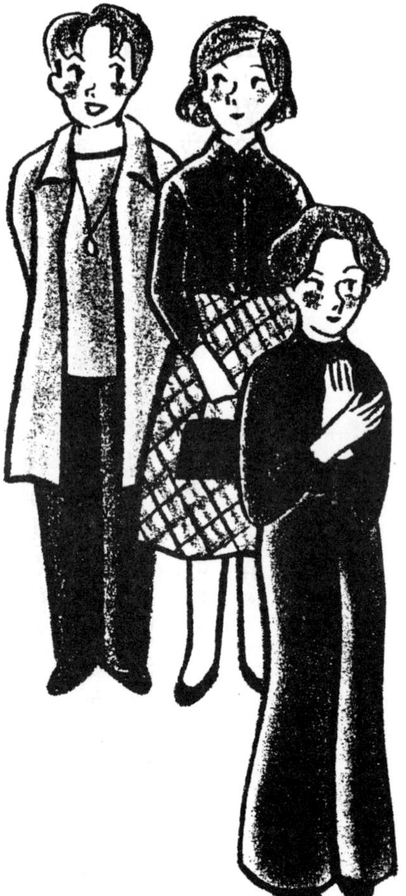

理想的避孕法是，能確實避孕，費用低廉，使用簡單，無損於性感，無副作用，女性能主動使用等。結論是並沒有理想的條件，可以完全滿足上述所說的。現在檢討一下，國人使用最多的避孕法—保險套。

價格便宜，使用簡單，在性交時須要冷靜的判斷與實行的，就是使用保險套。由於男性陰莖的特性，無法事前戴上。有些人對橡膠或潤滑劑，會產生過敏反應，不過副作用較少，可以預防愛滋病等性感染症。但美國食品藥物管理局，使一百位女性一年內用單一避孕法避孕，避孕丸避孕失敗的懷孕率為百分之〇・二，而保險套小心使用的話，比例為二。

一般的使用法，則為百分之十二，比例很高。而且使用在男性性器上的用具，懷孕的卻是女性，這也是極大的問題。二人必須協力一起來使用，也有人提出女性參加避孕行為當反駁理由。但一旦保險套破了或掉了，精液露出來，可怕的後果卻由女性來承擔，若說這是女性不參加避孕的行為，豈不是自相矛盾。

也不是說避孕丸，非常的完美，必須持續二十一天服用，費用也高於保險套。初使用時，會有少量出血和噁心的感覺。另一方面，養成服用的習慣，可達到百分之百的避孕效果，不須依賴男性，女性即可掌握避孕的主導權。因為具有這些優點，而廣受全世界女性的喜愛。任何的避孕法，皆有其優缺點，要考慮使用伴侶的年齡，現有的孩子數等家庭狀況、性交次數、對避孕的意識和態度等，來選擇適合個人的避孕法。

當我敘述避孕丸的重要性時，卻有人問我：「為什麼只有女性須要避孕呢？」當然不可否認的，男性也應加入避孕的行列。但就算男性想避孕，結果可能懷孕，選擇墮胎或生產，全是由女性來承擔的後果，這個事實是不變的。被別人用冰冷的器具塞入體內的，不是男性。因此，女性必須主動避孕，儘管主張男女平等，在這方面，卻無法達到平等的水準。

如果要在懷孕不安感中，進行性行為的話，還不如女性主動實踐確實的避孕法，才能享受開放的性愛之樂。但避孕丸不能預防愛滋病，有感染可能性的伴侶，一定要使用保險套。了解雙方的立場，各自盡職，才能實現良好的性行為。

避孕丸改變女性的人生

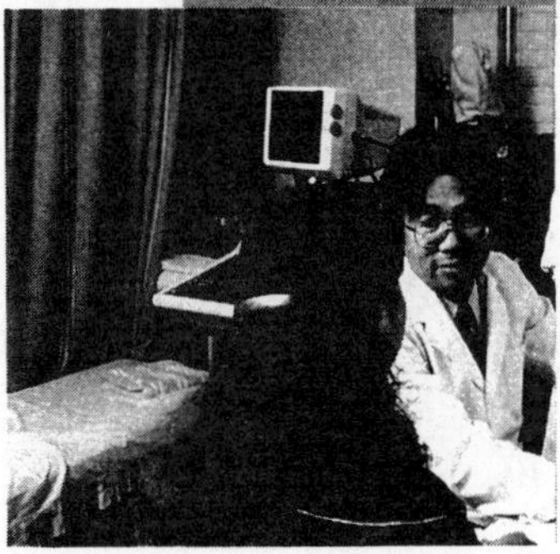

一九九一年，聯合國人口基金會發表了世界人口白皮書，指出「女性要得到自身的自由，要自行控制出生率」。換句話說，可以自行行使是否懷孕、生產的自我決定權。

為了能自行決定是否要懷孕，因此避孕丸的出現，改變了全世界女性的生存方式。女性可以輕易地進行自己的人生計劃，不必因為意外的懷孕而墮胎，因此，全世界女性的避孕意識，產生了變化。但是為什麼國內女性，依然執著使用保險套呢？不僅如此，許多女性以為避孕丸是副作用的代名詞，而將其視為洪水猛獸。事實上，並沒有無副作用的藥物。儘管知道這一點，開處方的醫生仍然覺得避孕丸的效用大於副作用，而且可以確實避孕。低用量避孕丸的副作用，出現在服用初期，覺得不舒服，有持續少量的出血等。不像中高用量避孕丸，容易引起血栓症，或肝功能障礙的危險性。

雖然有些人強調自然主義，但我們知道，在現實世界中，不可能如聖經創世紀所描述的，人類必須「生產，繁殖，滿佈於地球」。因此，必須要控制懷孕。在有限空間中，為了要有限利用資源，必須實行避孕。雖然，避孕是違背神的旨意，是人為的行為，但我們不能一切皆順其自然。

避孕丸不僅能夠避孕，同時為了增進維持女性的健康，具有各種的效果，這一點各位知道嗎？首先，避孕丸能防止卵巢癌的發生，而且不像從前，因生產次數增多，而出現許多的問題。卵巢癌增加的理由是，少子化傾向強烈，反覆出現不發排卵，而無法懷孕，增大對卵巢的負擔而造成。

利用避孕丸，能為排卵抑制帶來好的影響。避孕丸的優點，還包括子宮內膜癌、乳房良性腫癌、骨盤內感染症、貧血的預防，月經週期的規律化、月經血量的減少等等，都應該要瞭解。

將確實的避孕法納入生活中，就能實現良好的性行為。

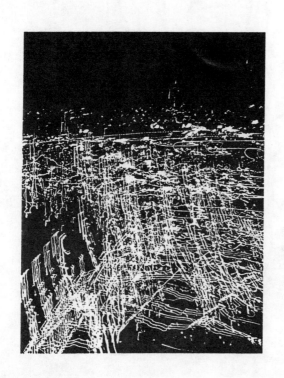

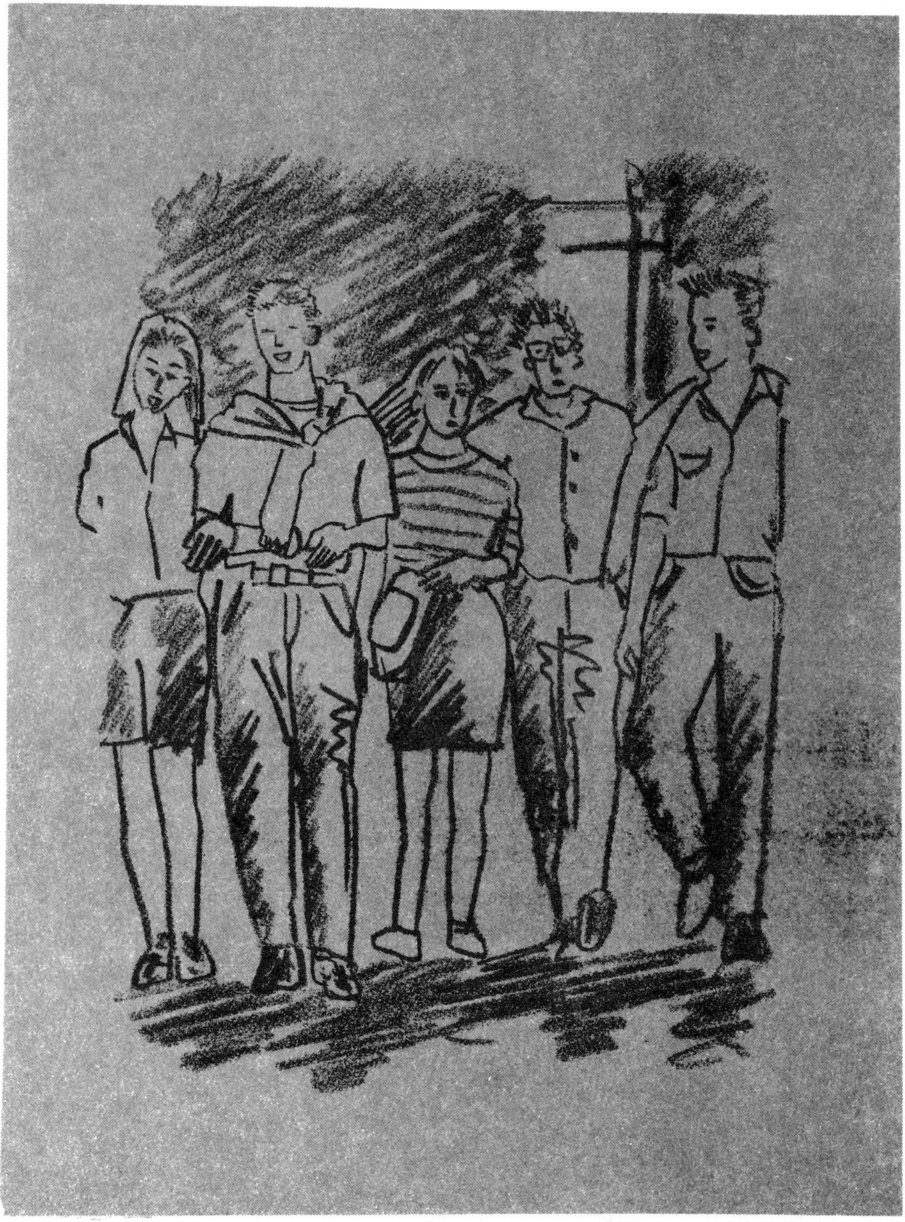

⑨ 日本的新性時代來臨

避孕丸許可前的訊息

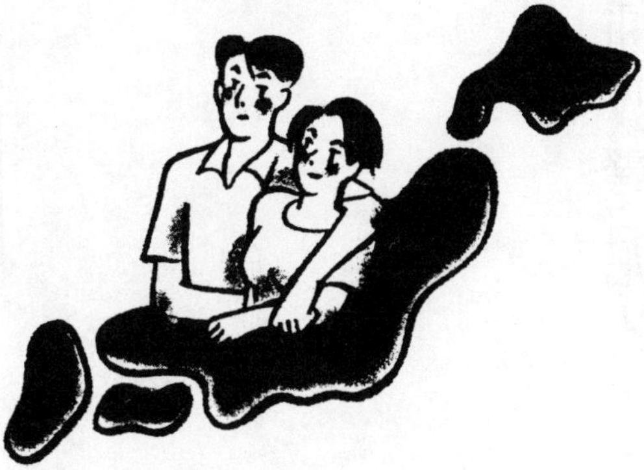

⑨避孕丸許可前的訊息

日本的新性時代來臨

低用量避孕丸，

一旦在日本認可後，會產生何種改變呢？

日本近代避孕法的黎明

何謂近代避孕法

世界上廣為使用的避孕法，是子宮內避孕用具（ＩＵＤ），約有一億一千萬人使用。其次就是經口避孕藥（避孕丸），約有九千一百萬女性使用。而日本女性服用這些避孕法的，前者有四十至五十萬人，後者只有少數的二十萬人。理由很單純，前者ＩＵＤ使用的是太田環，或ＦＤ－１，這些避孕法現在留下一個笑話：「使用ＩＵＤ避孕失敗而懷孕，孩子出生時額頭還頂著環。」

此外，也有人覺得體內有異物感，而不受人歡迎。世界上使用的ＩＵＤ，附帶銅線，還有黃體荷爾蒙，避孕效果十分確實。而且形狀變小了，插入時的抵抗感較少。安裝一次ＩＵＤ，可以使用二至三年，不像避孕丸須每天服用。感覺很麻煩。因為是局部的作用，不會產生全身性的副作用，生完孩子的女性，或是想拉開生產間隔的女性，可以一試。

日本的避孕丸，並沒有許可為經口避孕藥使用。只當成月經異常時所用的治療藥，荷爾蒙量較多，也有發胖等的副作用，所以也不受女性歡迎。

現在世界上所使用的避孕丸，只是以避孕為目的，因此，荷爾蒙含量很少，以低用量避孕丸為主流，這和日本的情形迥然不同。

什麼時候要生幾個孩子是女性當然的權利？

現在進入正題，若能自由使用低用量避孕丸，及附帶銅的ＩＵＤ等現代化的避孕法，則對於國內女性、男性會產生何種變化？

女性由自己來達到確實的避孕效果！

女性可自行選擇，這些現代化的避孕法，在專家的指導之下，可得到極高的避孕效果，不會因每個月月經來訪延遲，而感到一喜一憂；而男性也無須考慮避孕的問題。也就是說，在性生活方面，能達到平等對待，女性也能獨立自主，這可說是極大的成果。

事實檢證：其一

許多日本的女性，認為避孕是男性的事，尤其是新一代的女性這種傾向更強，結果「我（女性）是懷孕的人，你（男性）是避孕的人」。這樣的公式就出現了。依賴的是保險套和體外射精，造成避孕的選擇很貧乏。

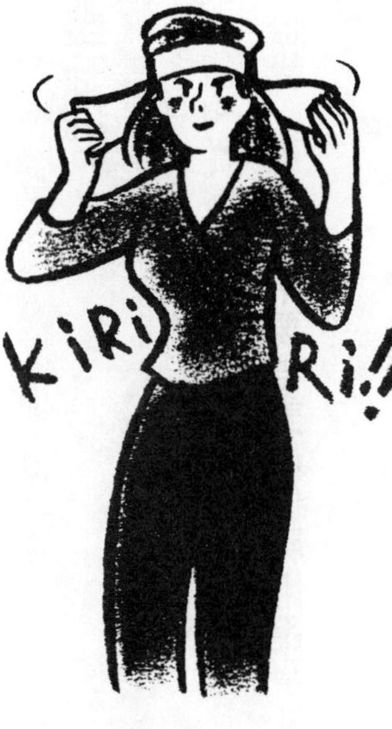

選擇避孕丸的女性更堅強嗎？

年輕未婚的女性，使用避孕丸，能夠從懷孕的不安中解放出來，而且可產生一種靠自己的意志來避孕的自覺。不管要不要告訴伴侶服用避孕丸的事實，仍然可以要求對方載保險套。

事實檢證：其二

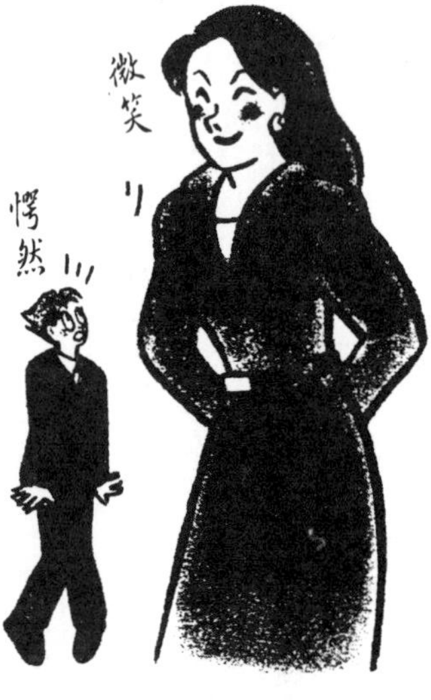

一位ＯＬ如此表示：「若可以得到安全的避孕丸，我一定會使用。起初，會瞞著伴侶使用，確認他是否會使用保險套，若他不使用的話，就不能成為我的男朋友。」而其他的女性則說：「避孕丸可當成逼婚的利器，騙他說忘了服用避孕丸，懷孕了，逼他結婚。」如果真是這樣的話，男性都會逃之夭夭了。

性道德是否變淡薄了？

ＩＵＤ避孕法，適用於有懷孕經驗的女性，因此不會造成問題，但避孕丸適用於年輕的未婚女性，有人指出會造成性道德的淡薄。不過，這是不了解女性心理的男性，和年紀較大的女性的想法。

選擇服用避孕丸的女性，的確為了避孕而使用避孕丸，不是為了進行性行為而服用的，只是為了保護自己的身體。「紊亂的性道德」，是男性立場的錯誤想法。

事實檢證：其三

從事特種營業的女性，幾乎都使用保險套，是因為擔心染上愛滋病等性感染症（ＳＴＤ），而無法工作。有些人也服用避孕丸，除了確實避孕外，也能讓月經在休假日來。

此外，愛滋病等ＳＴＤ高危險群，都是沒有固定伴侶來進行性交。男性二十歲到二十五歲有百分之五十，二十五歲到三十歲的男性，除了配偶和戀人外，有百分之二十五會和其他人進行性行為。二十歲至二十五歲的女性，有百分之二十，其他年齡皆在百分之十以下，不知各位對這些數據有何看法？

愛滋病等性感染症（ＳＴＤ）會增加嗎？

避孕丸不是為了預防愛滋病開發的藥物，而是為了避孕的目的而開發的。與不特定的人性交，當然會有罹患STD的危險性，服用避孕丸的女性，一定要謹記此點。與感染症患者進行一次性交，女性患病的機率是男性的兩倍。

男性感染時，初期排尿會灼痛，但女性不會有感覺，等到發現時，為時已晚。可能因骨盆內感染，或輸卵管黏連，而造成不孕。所以不要單靠避孕丸，這是避孕前考慮的問題，也是雙方的自覺。

事實檢證：其四

法國，鼓勵年輕伴侶採用「雙重避孕法」。男性使用保險套，女性則利用避孕丸來保護自己。進行性行為時，避孕是雙方的責任。墮胎案例最少的荷蘭，也是家庭計畫最先進的國家。

如果避孕丸許可使用，有多少女性會使用呢？

低用量避孕丸，荷爾蒙含量較少，但許多女性依然擔心副作用的問題，而且認為服用避孕丸會發胖。要消除這些觀念，並不是簡單的事。「若不想進行墮胎手術，就要確實服用避孕丸」的女性本身經驗談是，「解脫了擔心懷孕的感覺，每個月生理週期規律，出血量變少，不再疼痛，也沒有發胖。」這種說法不斷傳開，相信服用避孕丸的人就會增加了。

事實檢證：其五

根據一九九四年，每日新聞社的「全國家庭計畫與論調查」顯示，了解低用量避孕丸中，有百分之十三會考慮使用。服用中高用量的未婚女性，為百分之一・六，已婚女性為百分之〇・六。

在婦產科醫生的指導下，進行女性生涯的健康管理……

總而言之，這些近代的避孕法，須在婦產科醫生的指導下進行。國內女性，對前往婦產科問診，會產生抵抗感，這樣的想法其實已經落伍了。女性的壽命延長了，包括更年期障礙在內，與女性的性、生殖有關的健康管理，必須由婦產科醫生專家來診治，這樣才能進行女性一生的健康管理。

男女平等的性生活，才是豐富美好的性、享樂的性。想要擁有自己的孩子，建立幸福的家庭，才能展現母性大地的堅強力量。

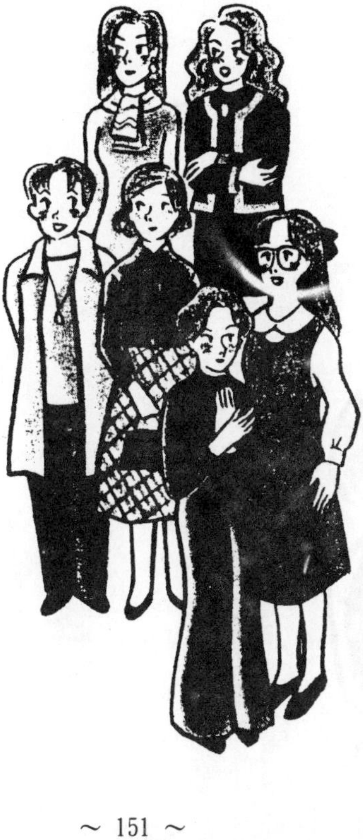

避孕丸的 Q與A

關於避孕丸有許多的疑
問，為了能安心使用，
任何問題都能提出。

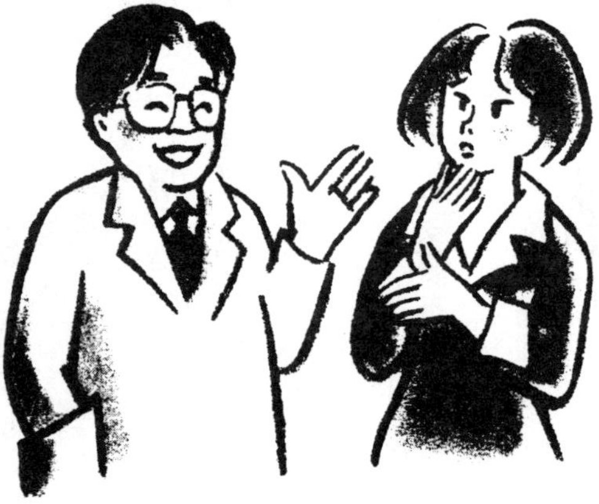

Q1　為什麼不會懷孕，請說明避孕丸的構造。

A　低用量避孕法，是用孕酮（黃體荷爾蒙）和雌激素（卵泡荷爾蒙）配合製成，能夠抑制腦下垂體分泌性腺刺激荷爾蒙，致使卵泡無法發育，而不能排卵，沒有排卵就不會懷孕。也不會因孕酮的作用，使子宮內膜增厚，即使受精也很難著床。同時子宮的入口，形成一個如蓋子的狀態，精子很難進入，很難受精。

Q2　一天要服用幾次，才是正確的？每天都要服用嗎？

A　一個月中有二十一天，每天服用一次，一次一顆，持續服用二十一天，停止使用七天，在這期間，會出現如月經般的出血現象。停止服用的第八天，再繼續服用二十一天的避孕丸。服用二十一天，再停止七天，反覆操作，就能成為週期二十八天。

Q3　飯前或飯後服用避孕丸？請告知服用的時間。

A

避孕丸要在每天決定好的時間服用，這是相當重要的一點。一定要遵守這個原則，盡可能固定服用時間。若想要減少胃的負擔，在飯後服用也很好。如果怕忘了服用，可以選擇適當的時間，如每天早上，看新聞節目後，或中午的休息時間，養成習慣較好。

Q4 避孕丸是否有各種不同的種類，還是每家公司生產的都相同。

A

在國內，申請許可的低用量避孕丸，基本上是相同的，但可分為服用週期中兩種荷爾蒙比例相同的一相性避孕丸，及分為二階段的二相性避孕丸，或三階段的三相性避孕丸三種。此外，黃體荷爾蒙劑也分為三種。避孕丸的性質，有些許的差異，要選擇適合自己身體的避孕丸。

Q5 想使用看看，哪裡買得到？普通藥局買得到嗎？

A 現在，為避孕而開發的低用量避孕丸還未經許可，在國內買不到。

若須要避孕丸，要和婦產科醫生商量，用來治療月經困難症的中高用量避孕丸。如果國內許可低用量避孕丸，請婦產科醫生開處方，就可以買到。低用量避孕丸是醫生指示用藥，在藥局若沒有處方箋，也不能購得。

Q6 購買避孕丸時，可用健康保險給付嗎？

A 健康女性為了避孕的目的，服用低用量避孕丸，不是醫療的行為，不適用於保險的範圍。現在為了避孕的處方，而使用的中高用量避孕丸，也不是保險給付的對象。但是，若為了治療月經困難等疾病，則可以使用健康保險。

Q7 購買的價格約為多少？

A 因不屬健康保險的範圍內，價格則依各醫院、醫生的不同，或想法和醫藥檢查費用的不同而不同，不能一概而論。不過目前，為了避孕而使用治療用的中高用量避孕丸（非保險範圍內），則和低用量避孕丸價格相同。

Q8 有服用年齡的限制嗎？四十歲也能服用嗎？

A 若為了避孕的目的，沒有特殊的年齡限制。此外，隨年齡的增長，可能罹患心臟循環器系統疾病等各種疾病之虞。故三十五歲以上吸煙者和四十歲以上的女性，要和主治醫生商量後，才能決定是否服用。不過，四十歲以上月經週期開始混亂，若使用荻野式避孕法的話，可能會懷孕。如果是心臟循環器官系統的問題，藉著使用低用量避孕丸，也能減輕病情。對四十歲以上的女性，使用避孕丸才是確實避孕的方法。

Q9 請詳細告知使用避孕丸的優點

A 首先，和其他避孕法相比，避孕效果較高，是女性能自行進行的避孕法，無損於性感等。此外，也有其他避孕法所沒有的健康上的優點。如：月經週期規律正常、月經前症候群和生理痛消失，就算有也十分輕微。荷爾蒙的作用，能預防子宮內膜癌的卵巢癌。月經血量減少，能預防貧血。另外，對於最近年輕人罹患增加的子宮內膜症，也具有治療效果。況且，藉著荷爾蒙的作用，能使女性肌膚變得光滑，恢復年輕。

Q10 開始服用避孕丸，有無副作用？

A 開始服用時，會有噁心想吐的感覺，另外也覺得頭痛，乳房發脹。這是因為以往荷爾蒙平衡，服用避孕丸後，稍微改變造成的現象，無須擔心，持續服用習慣之後，這些現象就會消失。

Q11 二十多歲的年紀，要持續服用幾年呢？

A 持續幾個月或幾年，都能安心的服用。服用避孕丸時，儘可能每六個月看一次主治醫師，接受婦科方面的檢查，也算一種自我健康管理。

Q12 月經週期不順，服用避孕丸也無妨嗎？

A 月經是健康的象徵，若月經不順，須看醫師檢查出原因才行。避孕丸可當成月經不順的女性，或有劇烈生理痛，及月經開始前有不快症狀的治療藥。服用避孕丸能使月經週期規律正常，月經血量減少，消除月經時的不快感。

Q13 忘了服用，會不會懷孕呢？忘了服用，該怎麼辦才好呢？

A 忘了服用的話，在二十四小時內發現趕緊服用，還行得通。當天份的避孕丸，也要按持服用。若忘了服用的時間，是在服用週期開始的七天內，為了小心起見，七天內都要併用其他的避孕丸。如果超過上述時間，忘了服用的話，則必須立刻服用二顆。其他時間，則按照平常方式服用。不過在七天內，還是要併用其他的避孕丸。若出現出血現象，就要立刻中止避孕丸的服用，或服用新的二十一顆避孕丸。

Q14 若不知懷孕，而服用避孕丸，會如何呢？如果弄錯了，一天服用二次，又會怎麼樣呢？

A 在懷孕中服用，不會造成流產，或對胎兒有任何的影響，不過這件事還是最好告訴主治醫生，一天服用二次，沒什麼問題，只是週期會縮短一天。

Q15 萬一，小孩誤服避孕丸，會怎樣？

A 沒問題。曾聽說有小孩一次吞了二十一顆避孕丸，這時孩子的血中濃度暫時升高，但後來就沒問題了。可是，前提是必須趕快到醫院洗胃。

Q16 聽說，服用避孕丸會得癌症，是真的嗎？

A 荷爾蒙含量較高的中高用量避孕丸，使用時據說曾出現這方面的報告，但並沒有出現和避孕丸有關連的結論。反而，有調查顯示，服用避孕丸能預防卵巢癌或子宮內膜癌。服用避孕丸，一年需要婦科檢查一、二次，萬一發生的話，也能早期發現。

Q17 停止服用會不會造成荷爾蒙平衡失調，不服用避孕丸不行嗎？

A 沒有這回事，凡是稀發月經等月經不順的女性，持續服用避孕丸幾個月，就會恢復正常的週期。完全沒有說服用之後就不能停止的問題。

Q18 服用之後，胃會不會不舒服？

A 依個人體質和當天體調的不同，可能胃會有不舒服。若有下痢或嘔吐現象時，在服用避孕丸四小時以內，有效成份尚未被人體吸收，因此要再服用一顆，然後再照平常方式服用即可。另外，市面上所售的瀉藥，也不會使避孕丸的效果喪失。

Q19 使用其他藥物時也可以一併服用避孕丸嗎？

A 有些藥物會對避孕丸效果造成影響，如抗生素、結核治療藥、抗癲癇藥等，還有一些鎮定劑、鎮痛劑、安眠藥等。一定要告訴主治醫生，自己正在服用哪些藥物，請醫生給你建議。

Q20 平常不吃藥，但暫時和感冒藥一併服用，也無妨？

A 若是在藥局購買的市售藥無妨，若是請醫生開處方的話，一定要告知醫生，正在服用避孕丸。

Q21 聽說服用避孕丸會發胖，是真的嗎？

A 卵泡荷爾蒙具有將體內水分蓄積在組織內的作用。而避孕丸中卵泡荷爾蒙含量極少，不會有任何的問題。另一方面，黃體荷爾蒙具有和男性一樣的作用。但低用量避孕丸在這方面的作用較少，因此，幾乎不會造成體重增加的現象。

Q22 聽說「服用避孕丸會導致高血壓」，這是事實嗎？

A 避孕丸中含的雌激素，的確具有使血壓上升的作用。以往，五十μg含量的中用量避孕丸，會使某些人產生敏感反應，使血壓上升。而低用量避孕丸所含的雌激素量，只有三十μg，量非常的少。在服用中，有些女性血壓會稍微上升，但在正常範圍內，不用擔心。

Q23 避孕丸會不會和自己的身體不合呢？

A

依個人體質不同，會有這個可能性，有時候不能服用避孕丸，或者需要特別注意。因此有下列情況的人，一定要告知主治醫生。

- 罹患肝臟疾病的人。
- 從前，曾因懷孕而出現黃疸，或持續發癢的人。
- 過去，曾罹患腦中風或血栓症的人。
- 最近，罹患乳癌或子宮癌的人。
- 現在，罹患原因不明疾病的人。

Q24 過去，曾服用過其他避孕丸，但因副作用強烈而停止服用。這樣子的我也能服低用量避孕丸嗎？

A

不知道是何種副作用，故不能一概而論。但至少知道，以往服用的是以治療為目的的中高用量避孕丸。若是低用量避孕丸的話，是以避孕為目的，荷爾蒙含量在最低限度，副作用非常小。要先和醫師互相討論，是否能服用低用量避孕丸。

Q25 確實能有百分之百的避孕丸效果嗎？今天服用馬上有效嗎？

A 避孕丸是最確實的避孕方法。只要沒有忘記服用，且以正確方法服用，避孕的機率就是百分之百。若以正確方法服用，開始服用的那一天，就能夠避孕。

Q26 服用避孕丸，也有可能懷孕嗎？

A 正確服用避孕丸，就不用擔心這個問題。服用避孕丸期間，不會排卵，藉著兩種荷爾蒙的作用，出現和懷孕時相同的狀態，這就與懷孕的女性不會在懷孕期間懷孕是同樣的道理。

Q27 服用避孕丸，不用採取其他避孕措施也無妨嗎？

A 避孕丸會抑制排卵，製造一個即使受精了，也不會著床的子宮內膜環境。只要每天正確服用避孕丸，就不會懷孕。

Q28　會不會因人而異，有的有效果，有的沒效呢？

A　每個人的效果都相同。但會有副作用等，與體質不合的事情發生，得和醫生商量。

Q29　停止服用避孕丸，是不是就會懷孕呢？

A　想要孩子的話，請立刻中止避孕丸的服用。即使停止服用，避孕丸仍然可能對身體或卵巢造成影響，因此，停止服用的數個月內，不用考慮懷孕的問題。中止服用後，等待自然懷孕即可。

Q30　現在服用避孕丸，將來想要孩子的時候，會懷孕嗎？

A　當然是可以懷孕的，低用量避孕丸，從三十六年前的歐美各國女性開始服用。後來，利用低用量避孕丸，進行計劃懷孕，生下許多的孩子，現在世界上，約有九千萬名女性使用低用量避孕丸。想生孩子時候，請中止服用。中止服用避孕丸時，暫時抑制的卵巢功能，會再次旺盛起來。中止服用後，到最初月經出現的時候，可能拖得較長，但不用擔心。

Q31 將來會不會生下異常兒？

A 沒問題的！沒有報告顯示，因服用避孕丸，而生下異常的孩子。避孕丸是荷爾蒙劑，所以不會對染色體造成影響。

Q32 生產後，立刻服用避孕丸，對身體會造成不良影響？

A 最好從生產後的第一次月經開始日服用。但在第一次月經來之前，有懷孕的可能性，必須採用其他的避孕法。另外，服用避孕丸開始的前七天，要併用其他的避孕法，墮胎或流產之後，就要開始服用避孕丸。在給嬰兒授乳時，服用避孕丸會造成母乳分泌不順暢，因此要和醫生商量。

Q33 聽說想要改變或延後月經週期，服用避孕丸有效？

A 如果因為旅行、運動、考試等，想要錯開月經週期時，服用二十一天的避孕丸後，不要停止七天，第二十二天繼續服用，直到希望月經來的日子前二、三天，再停止服用即可。

Q34 服用避孕丸，就不會排卵了嗎？

A 服用之後，會暫時抑制排卵。通常女性一個月會有一次的排卵，可藉著兩種荷爾蒙劑來抑制。但避孕丸也不要一直持續服用，要服用二十一天，再休息七天。在這期間，性腺刺激荷爾蒙會分泌，使卵泡發育。七天的休息期，絕對不要搞錯或延長，而新週期開始時，也不要忘了服用。

Q35 停經後的婦女，服用避孕丸月經還會開始嗎？

A 避孕丸服用二十一天後，停止服用的二至三天，就會有類似月經的出血，即使停經後的人，也會出現這種現象。這和荷爾蒙補充療法（HRT）一樣，無須擔心，也不要因此而不服用避孕丸，一定要和醫生商量。

Q36 荷爾蒙分泌較多的人，服用避孕丸，會造成荷爾蒙過多的現象嗎？

A 荷爾蒙分泌較多的人，可能是患了與荷爾蒙有關的疾病，必須去看醫生。這類女性服用避孕丸，能抑制性腺刺激荷爾蒙的分泌，因此卵泡不會發育，即不會排卵。換句話說，卵泡荷爾蒙和黃體荷爾蒙受到抑制，就能控制這兩種荷爾蒙的分泌量。

Q37 最近，愛滋病成為一大話題，服用避孕丸能防止愛滋病嗎？

A 低用量避孕丸，不是愛滋病的預防藥，是女性為了避孕而服用的藥物。若和愛滋病等性感染症的人，或有這種危險性的人進行性行為時，一定要正確使用保險套，才能預防感染。

大展出版社有限公司　圖書目錄

地址：台北市北投區(石牌)
致遠一路二段 12 巷 1 號
郵撥：0166955～1

電話：(02)28236031
28236033
傳真：(02)28272069

・法律專欄連載・電腦編號 58

台大法學院　法律學系／策劃
法律服務社／編著

1.	別讓您的權利睡著了 1	200 元
2.	別讓您的權利睡著了 2	200 元

・秘傳占卜系列・電腦編號 14

1.	手相術	淺野八郎著	180 元
2.	人相術	淺野八郎著	150 元
3.	西洋占星術	淺野八郎著	180 元
4.	中國神奇占卜	淺野八郎著	150 元
5.	夢判斷	淺野八郎著	150 元
6.	前世、來世占卜	淺野八郎著	150 元
7.	法國式血型學	淺野八郎著	150 元
8.	靈感、符咒學	淺野八郎著	150 元
9.	紙牌占卜學	淺野八郎著	150 元
10.	ESP 超能力占卜	淺野八郎著	150 元
11.	猶太數的秘術	淺野八郎著	150 元
12.	新心理測驗	淺野八郎著	160 元
13.	塔羅牌預言秘法	淺野八郎著	200 元

・趣味心理講座・電腦編號 15

1.	性格測驗① 探索男與女	淺野八郎著	140 元
2.	性格測驗② 透視人心奧秘	淺野八郎著	140 元
3.	性格測驗③ 發現陌生的自己	淺野八郎著	140 元
4.	性格測驗④ 發現你的真面目	淺野八郎著	140 元
5.	性格測驗⑤ 讓你們吃驚	淺野八郎著	140 元
6.	性格測驗⑥ 洞穿心理盲點	淺野八郎著	140 元
7.	性格測驗⑦ 探索對方心理	淺野八郎著	140 元
8.	性格測驗⑧ 由吃認識自己	淺野八郎著	160 元
9.	性格測驗⑨ 戀愛知多少	淺野八郎著	160 元
10.	性格測驗⑩ 由裝扮瞭解人心	淺野八郎著	160 元

11.	性格測驗⑪ 敲開內心玄機	淺野八郎著	140元
12.	性格測驗⑫ 透視你的未來	淺野八郎著	160元
13.	血型與你的一生	淺野八郎著	160元
14.	趣味推理遊戲	淺野八郎著	160元
15.	行為語言解析	淺野八郎著	160元

·婦幼天地·電腦編號16

1.	八萬人減肥成果	黃靜香譯	180元
2.	三分鐘減肥體操	楊鴻儒譯	150元
3.	窈窕淑女美髮秘訣	柯素娥譯	130元
4.	使妳更迷人	成　玉譯	130元
5.	女性的更年期	官舒妍編譯	160元
6.	胎內育兒法	李玉瓊編譯	150元
7.	早產兒袋鼠式護理	唐岱蘭譯	200元
8.	初次懷孕與生產	婦幼天地編譯組	180元
9.	初次育兒12個月	婦幼天地編譯組	180元
10.	斷乳食與幼兒食	婦幼天地編譯組	180元
11.	培養幼兒能力與性向	婦幼天地編譯組	180元
12.	培養幼兒創造力的玩具與遊戲	婦幼天地編譯組	180元
13.	幼兒的症狀與疾病	婦幼天地編譯組	180元
14.	腿部苗條健美法	婦幼天地編譯組	180元
15.	女性腰痛別忽視	婦幼天地編譯組	150元
16.	舒展身心體操術	李玉瓊編譯	130元
17.	三分鐘臉部體操	趙薇妮著	160元
18.	生動的笑容表情術	趙薇妮著	160元
19.	心曠神怡減肥法	川津祐介著	130元
20.	內衣使妳更美麗	陳玄茹譯	130元
21.	瑜伽美姿美容	黃靜香編著	180元
22.	高雅女性裝扮學	陳珮玲譯	180元
23.	蠶糞肌膚美顏法	坂梨秀子著	160元
24.	認識妳的身體	李玉瓊譯	160元
25.	產後恢復苗條體態	居理安·芙萊喬著	200元
26.	正確護髮美容法	山崎伊久江著	180元
27.	安琪拉美姿養生學	安琪拉蘭斯博瑞著	180元
28.	女體性醫學剖析	增田豐著	220元
29.	懷孕與生產剖析	岡部綾子著	180元
30.	斷奶後的健康育兒	東城百合子著	220元
31.	引出孩子幹勁的責罵藝術	多湖輝著	170元
32.	培養孩子獨立的藝術	多湖輝著	170元
33.	子宮肌瘤與卵巢囊腫	陳秀琳編著	180元
34.	下半身減肥法	納他夏·史達賓著	180元
35.	女性自然美容法	吳雅菁編著	180元
36.	再也不發胖	池園悅太郎著	170元

37. 生男生女控制術	中垣勝裕著	220 元
38. 使妳的肌膚更亮麗	楊　皓編著	170 元
39. 臉部輪廓變美	芝崎義夫著	180 元
40. 斑點、皺紋自己治療	高須克彌著	180 元
41. 面皰自己治療	伊藤雄康著	180 元
42. 隨心所欲瘦身冥想法	原久子著	180 元
43. 胎兒革命	鈴木丈織著	180 元
44. NS 磁氣平衡法塑造窈窕奇蹟	古屋和江著	180 元
45. 享瘦從腳開始	山田陽子著	180 元
46. 小改變瘦 4 公斤	宮本裕子著	180 元
47. 軟管減肥瘦身	高橋輝男著	180 元
48. 海藻精神秘美容法	劉名揚編著	180 元
49. 肌膚保養與脫毛	鈴木真理著	180 元
50. 10 天減肥 3 公斤	彤雲編輯組	180 元
51. 穿出自己的品味	西村玲子著	280 元

·青春天地· 電腦編號 17

1. A 血型與星座	柯素娥編譯	160 元
2. B 血型與星座	柯素娥編譯	160 元
3. O 血型與星座	柯素娥編譯	160 元
4. AB 血型與星座	柯素娥編譯	120 元
5. 青春期性教室	呂貴嵐編譯	130 元
6. 事半功倍讀書法	王毅希編譯	150 元
7. 難解數學破題	宋釗宜編譯	130 元
9. 小論文寫作秘訣	林顯茂編譯	120 元
11. 中學生野外遊戲	熊谷康編著	120 元
12. 恐怖極短篇	柯素娥編譯	130 元
13. 恐怖夜話	小毛驢編譯	130 元
14. 恐怖幽默短篇	小毛驢編譯	120 元
15. 黑色幽默短篇	小毛驢編譯	120 元
16. 靈異怪談	小毛驢編譯	130 元
17. 錯覺遊戲	小毛驢編著	130 元
18. 整人遊戲	小毛驢編著	150 元
19. 有趣的超常識	柯素娥編譯	130 元
20. 哦！原來如此	林慶旺編譯	130 元
21. 趣味競賽 100 種	劉名揚編譯	120 元
22. 數學謎題入門	宋釗宜編譯	150 元
23. 數學謎題解析	宋釗宜編譯	150 元
24. 透視男女心理	林慶旺編譯	120 元
25. 少女情懷的自白	李桂蘭編譯	120 元
26. 由兄弟姊妹看命運	李玉瓊編譯	130 元
27. 趣味的科學魔術	林慶旺編譯	150 元
28. 趣味的心理實驗室	李燕玲編譯	150 元

29. 愛與性心理測驗	小毛驢編譯	130元
30. 刑案推理解謎	小毛驢編譯	130元
31. 偵探常識推理	小毛驢編譯	130元
32. 偵探常識解謎	小毛驢編譯	130元
33. 偵探推理遊戲	小毛驢編譯	130元
34. 趣味的超魔術	廖玉山編著	150元
35. 趣味的珍奇發明	柯素娥編著	150元
36. 登山用具與技巧	陳瑞菊編著	150元
37. 性的漫談	蘇燕謀編著	180元
38. 無的漫談	蘇燕謀編著	180元
39. 黑色漫談	蘇燕謀編著	180元
40. 白色漫談	蘇燕謀編著	180元

・健康天地・電腦編號 18

1. 壓力的預防與治療	柯素娥編譯	130元
2. 超科學氣的魔力	柯素娥編譯	130元
3. 尿療法治病的神奇	中尾良一著	130元
4. 鐵證如山的尿療法奇蹟	廖玉山譯	120元
5. 一日斷食健康法	葉慈容編譯	150元
6. 胃部強健法	陳炳崑譯	120元
7. 癌症早期檢查法	廖松濤譯	160元
8. 老人痴呆症防止法	柯素娥編譯	130元
9. 松葉汁健康飲料	陳麗芬編譯	130元
10. 揉肚臍健康法	永井秋夫著	150元
11. 過勞死、猝死的預防	卓秀貞編譯	130元
12. 高血壓治療與飲食	藤山順豐著	150元
13. 老人看護指南	柯素娥編譯	150元
14. 美容外科淺談	楊啟宏著	150元
15. 美容外科新境界	楊啟宏著	150元
16. 鹽是天然的醫生	西英司郎著	140元
17. 年輕十歲不是夢	梁瑞麟譯	200元
18. 茶料理治百病	桑野和民著	180元
19. 綠茶治病寶典	桑野和民著	150元
20. 杜仲茶養顏減肥法	西田博著	150元
21. 蜂膠驚人療效	瀨長良三郎著	180元
22. 蜂膠治百病	瀨長良三郎著	180元
23. 醫藥與生活(一)	鄭炳全著	180元
24. 鈣長生寶典	落合敏著	180元
25. 大蒜長生寶典	木下繁太郎著	160元
26. 居家自我健康檢查	石川恭三著	160元
27. 永恆的健康人生	李秀鈴譯	200元
28. 大豆卵磷脂長生寶典	劉雪卿譯	150元
29. 芳香療法	梁艾琳譯	160元

30. 醋長生寶典	柯素娥譯	180 元
31. 從星座透視健康	席拉・吉蒂斯著	180 元
32. 愉悅自在保健學	野本二士夫著	160 元
33. 裸睡健康法	丸山淳士等著	160 元
34. 糖尿病預防與治療	藤田順豐著	180 元
35. 維他命長生寶典	菅原明子著	180 元
36. 維他命 C 新效果	鐘文訓編	150 元
37. 手、腳病理按摩	堤芳朗著	160 元
38. AIDS 瞭解與預防	彼得塔歇爾著	180 元
39. 甲殼質殼聚糖健康法	沈永嘉譯	160 元
40. 神經痛預防與治療	木下真男著	160 元
41. 室內身體鍛鍊法	陳炳崑編著	160 元
42. 吃出健康藥膳	劉大器編著	180 元
43. 自我指壓術	蘇燕謀編著	160 元
44. 紅蘿蔔汁斷食療法	李玉瓊編著	150 元
45. 洗心術健康秘法	竺翠萍編譯	170 元
46. 枇杷葉健康療法	柯素娥編譯	180 元
47. 抗衰血癒	楊啟宏著	180 元
48. 與癌搏鬥記	逸見政孝著	180 元
49. 冬蟲夏草長生寶典	高橋義博著	170 元
50. 痔瘡・大腸疾病先端療法	宮島伸宜著	180 元
51. 膠布治癒頑固慢性病	加瀨建造著	180 元
52. 芝麻神奇健康法	小林貞作著	170 元
53. 香煙能防止癡呆？	高田明和著	180 元
54. 穀菜食治癌療法	佐藤成志著	180 元
55. 貼藥健康法	松原英多著	180 元
56. 克服癌症調和道呼吸法	帶津良一著	180 元
57. B 型肝炎預防與治療	野村喜重郎著	180 元
58. 青春永駐養生導引術	早島正雄著	180 元
59. 改變呼吸法創造健康	原久子著	180 元
60. 荷爾蒙平衡養生秘訣	出村博著	180 元
61. 水美肌健康法	井戶勝富著	170 元
62. 認識食物掌握健康	廖梅珠編著	170 元
63. 痛風劇痛消除法	鈴木吉彥著	180 元
64. 酸莖菌驚人療效	上田明彥著	180 元
65. 大豆卵磷脂治現代病	神津健一著	200 元
66. 時辰療法—危險時刻凌晨 4 時	呂建強等著	180 元
67. 自然治癒力提升法	帶津良一著	180 元
68. 巧妙的氣保健法	藤平墨子著	180 元
69. 治癒 C 型肝炎	熊田博光著	180 元
70. 肝臟病預防與治療	劉名揚編著	180 元
71. 腰痛平衡療法	荒井政信著	180 元
72. 根治多汗症、狐臭	稻葉益巳著	220 元
73. 40 歲以後的骨質疏鬆症	沈永嘉譯	180 元

74. 認識中藥　松下一成著　180 元
75. 認識氣的科學　佐佐木茂美著　180 元
76. 我戰勝了癌症　安田伸著　180 元
77. 斑點是身心的危險信號　中野進著　180 元
78. 艾波拉病毒大震撼　玉川重德著　180 元
79. 重新還我黑髮　桑名隆一郎著　180 元
80. 身體節律與健康　林博史著　180 元
81. 生薑治萬病　石原結實著　180 元
82. 靈芝治百病　陳瑞東著　180 元
83. 木炭驚人的威力　大槻彰著　200 元
84. 認識活性氧　井土貴司著　180 元
85. 深海鮫治百病　廖玉山編著　180 元
86. 神奇的蜂王乳　井上丹治著　180 元
87. 卡拉 OK 健腦法　東潔著　180 元
88. 卡拉 OK 健康法　福田伴男著　180 元
89. 醫藥與生活(二)　鄭炳全著　200 元
90. 洋蔥治百病　宮尾興平著　180 元
91. 年輕 10 歲快步健康法　石塚忠雄著　180 元
92. 石榴的驚人神效　岡本順子著　180 元
93. 飲料健康法　白鳥早奈英著　180 元
94. 健康棒體操　劉名揚編譯　180 元
95. 催眠健康法　蕭京凌編著　180 元

・實用女性學講座・電腦編號 19

1. 解讀女性內心世界　島田一男著　150 元
2. 塑造成熟的女性　島田一男著　150 元
3. 女性整體裝扮學　黃靜香編著　180 元
4. 女性應對禮儀　黃靜香編著　180 元
5. 女性婚前必修　小野十傳著　200 元
6. 徹底瞭解女人　田口二州著　180 元
7. 拆穿女性謊言 88 招　島田一男著　200 元
8. 解讀女人心　島田一男著　200 元
9. 俘獲女性絕招　志賀貢著　200 元
10. 愛情的壓力解套　中村理英子著　200 元
11. 妳是人見人愛的女孩　廖松濤編著　200 元

・校園系列・電腦編號 20

1. 讀書集中術　多湖輝著　150 元
2. 應考的訣竅　多湖輝著　150 元
3. 輕鬆讀書贏得聯考　多湖輝著　150 元
4. 讀書記憶秘訣　多湖輝著　150 元

5. 視力恢復！超速讀術	江錦雲譯	180 元
6. 讀書 36 計	黃柏松編著	180 元
7. 驚人的速讀術	鐘文訓編著	170 元
8. 學生課業輔導良方	多湖輝著	180 元
9. 超速讀超記憶法	廖松濤編著	180 元
10. 速算解題技巧	宋釗宜編著	200 元
11. 看圖學英文	陳炳崑編著	200 元
12. 讓孩子最喜歡數學	沈永嘉譯	180 元
13. 催眠記憶術	林碧清譯	180 元

・實用心理學講座・電腦編號 21

1. 拆穿欺騙伎倆	多湖輝著	140 元
2. 創造好構想	多湖輝著	140 元
3. 面對面心理術	多湖輝著	160 元
4. 偽裝心理術	多湖輝著	140 元
5. 透視人性弱點	多湖輝著	140 元
6. 自我表現術	多湖輝著	180 元
7. 不可思議的人性心理	多湖輝著	180 元
8. 催眠術入門	多湖輝著	150 元
9. 責罵部屬的藝術	多湖輝著	150 元
10. 精神力	多湖輝著	150 元
11. 厚黑說服術	多湖輝著	150 元
12. 集中力	多湖輝著	150 元
13. 構想力	多湖輝著	150 元
14. 深層心理術	多湖輝著	160 元
15. 深層語言術	多湖輝著	160 元
16. 深層說服術	多湖輝著	180 元
17. 掌握潛在心理	多湖輝著	160 元
18. 洞悉心理陷阱	多湖輝著	180 元
19. 解讀金錢心理	多湖輝著	180 元
20. 拆穿語言圈套	多湖輝著	180 元
21. 語言的內心玄機	多湖輝著	180 元
22. 積極力	多湖輝著	180 元

・超現實心理講座・電腦編號 22

1. 超意識覺醒法	詹蔚芬編譯	130 元
2. 護摩秘法與人生	劉名揚編譯	130 元
3. 秘法！超級仙術入門	陸明譯	150 元
4. 給地球人的訊息	柯素娥編著	150 元
5. 密教的神通力	劉名揚編著	130 元
6. 神秘奇妙的世界	平川陽一著	200 元

7. 地球文明的超革命　吳秋嬌譯　200元
8. 力量石的秘密　吳秋嬌譯　180元
9. 超能力的靈異世界　馬小莉譯　200元
10. 逃離地球毀滅的命運　吳秋嬌譯　200元
11. 宇宙與地球終結之謎　南山宏著　200元
12. 驚世奇功揭秘　傅起鳳著　200元
13. 啟發身心潛力心象訓練法　栗田昌裕著　180元
14. 仙道術遁甲法　高藤聰一郎著　220元
15. 神通力的秘密　中岡俊哉著　180元
16. 仙人成仙術　高藤聰一郎著　200元
17. 仙道符咒氣功法　高藤聰一郎著　220元
18. 仙道風水術尋龍法　高藤聰一郎著　200元
19. 仙道奇蹟超幻像　高藤聰一郎著　200元
20. 仙道鍊金術房中法　高藤聰一郎著　200元
21. 奇蹟超醫療治癒難病　深野一幸著　220元
22. 揭開月球的神秘力量　超科學研究會　180元
23. 西藏密教奧義　高藤聰一郎著　250元
24. 改變你的夢術入門　高藤聰一郎著　250元

・養 生 保 健・ 電腦編號 23

1. 醫療養生氣功　黃孝寬著　250元
2. 中國氣功圖譜　余功保著　230元
3. 少林醫療氣功精粹　井玉蘭著　250元
4. 龍形實用氣功　吳大才等著　220元
5. 魚戲增視強身氣功　宮　嬰著　220元
6. 嚴新氣功　前新培金著　250元
7. 道家玄牝氣功　張　章著　200元
8. 仙家秘傳袪病功　李遠國著　160元
9. 少林十大健身功　秦慶豐著　180元
10. 中國自控氣功　張明武著　250元
11. 醫療防癌氣功　黃孝寬著　250元
12. 醫療強身氣功　黃孝寬著　250元
13. 醫療點穴氣功　黃孝寬著　250元
14. 中國八卦如意功　趙維漢著　180元
15. 正宗馬禮堂養氣功　馬禮堂著　420元
16. 秘傳道家筋經內丹功　王慶餘著　280元
17. 三元開慧功　辛桂林著　250元
18. 防癌治癌新氣功　郭　林著　180元
19. 禪定與佛家氣功修煉　劉天君著　200元
20. 顛倒之術　梅自強著　360元
21. 簡明氣功辭典　吳家駿編　360元
22. 八卦三合功　張全亮著　230元
23. 朱砂掌健身養生功　楊永著　250元

24. 抗老功　陳九鶴著　230 元
25. 意氣按穴排濁自療法　黃啟運編著　250 元
26. 陳式太極拳養生功　陳正雷著　200 元
27. 健身祛病小功法　王培生著　200 元

・社會人智囊・電腦編號 24

1. 糾紛談判術　清水增三著　160 元
2. 創造關鍵術　淺野八郎著　150 元
3. 觀人術　淺野八郎著　180 元
4. 應急詭辯術　廖英迪編著　160 元
5. 天才家學習術　木原武一著　160 元
6. 貓型狗式鑑人術　淺野八郎著　180 元
7. 逆轉運掌握術　淺野八郎著　180 元
8. 人際圓融術　澀谷昌三著　160 元
9. 解讀人心術　淺野八郎著　180 元
10. 與上司水乳交融術　秋元隆司著　180 元
11. 男女心態定律　小田晉著　180 元
12. 幽默說話術　林振輝編著　200 元
13. 人能信賴幾分　淺野八郎著　180 元
14. 我一定能成功　李玉瓊譯　180 元
15. 獻給青年的嘉言　陳蒼杰譯　180 元
16. 知人、知面、知其心　林振輝編著　180 元
17. 塑造堅強的個性　坂上肇著　180 元
18. 為自己而活　佐藤綾子著　180 元
19. 未來十年與愉快生活有約　船井幸雄著　180 元
20. 超級銷售話術　杜秀卿譯　180 元
21. 感性培育術　黃靜香編著　180 元
22. 公司新鮮人的禮儀規範　蔡媛惠譯　180 元
23. 傑出職員鍛鍊術　佐佐木正著　180 元
24. 面談獲勝戰略　李芳黛譯　180 元
25. 金玉良言撼人心　森純大著　180 元
26. 男女幽默趣典　劉華亭編著　180 元
27. 機智說話術　劉華亭編著　180 元
28. 心理諮商室　柯素娥譯　180 元
29. 如何在公司崢嶸頭角　佐佐木正著　180 元
30. 機智應對術　李玉瓊編著　200 元
31. 克服低潮良方　坂野雄二著　180 元
32. 智慧型說話技巧　沈永嘉編著　180 元
33. 記憶力、集中力增進術　廖松濤編著　180 元
34. 女職員培育術　林慶旺編著　180 元
35. 自我介紹與社交禮儀　柯素娥編著　180 元
36. 積極生活創幸福　田中真澄著　180 元
37. 妙點子超構想　多湖輝著　180 元

38. 說NO的技巧	廖玉山編著	180元
39. 一流說服力	李玉瓊編著	180元
40. 般若心經成功哲學	陳鴻蘭編著	180元
41. 訪問推銷術	黃靜香編著	180元
42. 男性成功秘訣	陳蒼杰編著	180元
43. 笑容、人際智商	宮川澄子著	180元
44. 多湖輝的構想工作室	多湖輝著	200元
45. 名人名語啟示錄	喬家楓著	180元

・精 選 系 列・電腦編號 25

1. 毛澤東與鄧小平	渡邊利夫等著	280元
2. 中國大崩裂	江戶介雄著	180元
3. 台灣・亞洲奇蹟	上村幸治著	220元
4. 7-ELEVEN高盈收策略	國友隆一著	180元
5. 台灣獨立（新・中國日本戰爭一）	森詠著	200元
6. 迷失中國的末路	江戶雄介著	220元
7. 2000年5月全世界毀滅	紫藤甲子男著	180元
8. 失去鄧小平的中國	小島朋之著	220元
9. 世界史爭議性異人傳	桐生操著	200元
10. 淨化心靈享人生	松濤弘道著	220元
11. 人生心情診斷	賴藤和寬著	220元
12. 中美大決戰	檜山良昭著	220元
13. 黃昏帝國美國	莊雯琳譯	220元
14. 兩岸衝突（新・中國日本戰爭二）	森詠著	220元
15. 封鎖台灣（新・中國日本戰爭三）	森詠著	220元
16. 中國分裂（新・中國日本戰爭四）	森詠著	220元
17. 由女變男的我	虎井正衛著	200元
18. 佛學的安心立命	松濤弘道著	220元
19. 世界喪禮大觀	松濤弘道著	280元

・運 動 遊 戲・電腦編號 26

1. 雙人運動	李玉瓊譯	160元
2. 愉快的跳繩運動	廖玉山譯	180元
3. 運動會項目精選	王佑京譯	150元
4. 肋木運動	廖玉山譯	150元
5. 測力運動	王佑宗譯	150元
6. 游泳入門	唐桂萍編著	200元

・休 閒 娛 樂・電腦編號 27

1. 海水魚飼養法	田中智浩著	300元

2. 金魚飼養法 曾雪玫譯 250元
3. 熱門海水魚 毛利匡明著 480元
4. 愛犬的教養與訓練 池田好雄著 250元
5. 狗教養與疾病 杉浦哲著 220元
6. 小動物養育技巧 三上昇著 300元
20. 園藝植物管理 船越亮二著 220元

·銀髮族智慧學· 電腦編號 28

1. 銀髮六十樂逍遙 多湖輝著 170元
2. 人生六十反年輕 多湖輝著 170元
3. 六十歲的決斷 多湖輝著 170元
4. 銀髮族健身指南 孫瑞台編著 250元

·飲 食 保 健· 電腦編號 29

1. 自己製作健康茶 大海淳著 220元
2. 好吃、具藥效茶料理 德永睦子著 220元
3. 改善慢性病健康藥草茶 吳秋嬌譯 200元
4. 藥酒與健康果菜汁 成玉編著 250元
5. 家庭保健養生湯 馬汴梁編著 220元
6. 降低膽固醇的飲食 早川和志著 200元
7. 女性癌症的飲食 女子營養大學 280元
8. 痛風者的飲食 女子營養大學 280元
9. 貧血者的飲食 女子營養大學 280元
10. 高脂血症者的飲食 女子營養大學 280元
11. 男性癌症的飲食 女子營養大學 280元
12. 過敏者的飲食 女子營養大學 280元
13. 心臟病的飲食 女子營養大學 280元
14. 滋陰壯陽的飲食 王增著 220元

·家庭醫學保健· 電腦編號 30

1. 女性醫學大全 雨森良彥著 380元
2. 初為人父育兒寶典 小瀧周曹著 220元
3. 性活力強健法 相建華著 220元
4. 30 歲以上的懷孕與生產 李芳黛編著 220元
5. 舒適的女性更年期 野末悅子著 200元
6. 夫妻前戲的技巧 笠井寬司著 200元
7. 病理足穴按摩 金慧明著 220元
8. 爸爸的更年期 河野孝旺著 200元
9. 橡皮帶健康法 山田晶著 180元
10. 三十三天健美減肥 相建華等著 180元

11. 男性健美入門	孫玉祿編著	180 元
12. 強化肝臟秘訣	主婦の友社編	200 元
13. 了解藥物副作用	張果馨譯	200 元
14. 女性醫學小百科	松山榮吉著	200 元
15. 左轉健康法	龜田修等著	200 元
16. 實用天然藥物	鄭炳全編著	260 元
17. 神秘無痛平衡療法	林宗駛著	180 元
18. 膝蓋健康法	張果馨譯	180 元
19. 針灸治百病	葛書翰著	250 元
20. 異位性皮膚炎治癒法	吳秋嬌譯	220 元
21. 禿髮白髮預防與治療	陳炳崑編著	180 元
22. 埃及皇宮菜健康法	飯森薰著	200 元
23. 肝臟病安心治療	上野幸久著	220 元
24. 耳穴治百病	陳抗美等著	250 元
25. 高效果指壓法	五十嵐康彥著	200 元
26. 瘦水、胖水	鈴木園子著	200 元
27. 手針新療法	朱振華著	200 元
28. 香港腳預防與治療	劉小惠譯	200 元
29. 智慧飲食吃出健康	柯富陽編著	200 元
30. 牙齒保健法	廖玉山編著	200 元
31. 恢復元氣養生食	張果馨譯	200 元
32. 特效推拿按摩術	李玉田著	200 元
33. 一週一次健康法	若狹真著	200 元
34. 家常科學膳食	大塚滋著	220 元
35. 夫妻們關心的男性不孕	原利夫著	220 元
36. 自我瘦身美容	馬野詠子著	200 元
37. 魔法姿勢益健康	五十嵐康彥著	200 元
38. 眼病錘療法	馬栩周著	200 元
39. 預防骨質疏鬆症	藤田拓男著	200 元
40. 骨質增生效驗方	李吉茂編著	250 元
41. 蕺菜健康法	小林正夫著	200 元
42. 赧於啟齒的男性煩惱	增田豐著	220 元
43. 簡易自我健康檢查	稻葉允著	250 元
44. 實用花草健康法	友田純子著	200 元
45. 神奇的手掌療法	日比野喬著	230 元
46. 家庭式三大穴道療法	刑部忠和著	200 元
47. 子宮癌、卵巢癌	岡島弘幸著	220 元
48. 糖尿病機能性食品	劉雪卿編著	220 元
49. 奇蹟活現經脈美容法	林振輝編譯	200 元
50. Super SEX	秋好憲一著	220 元
51. 了解避孕丸	林玉佩譯	200 元

・超經營新智慧・電腦編號 31

1. 躍動的國家越南	林雅倩譯	250 元
2. 甦醒的小龍菲律賓	林雅倩譯	220 元
3. 中國的危機與商機	中江要介著	250 元
4. 在印度的成功智慧	山內利男著	220 元
5. 7-ELEVEN 大革命	村上豐道著	200 元
6. 業務員成功秘方	呂育清編著	200 元

・心 靈 雅 集・電腦編號 00

1. 禪言佛語看人生	松濤弘道著	180 元
2. 禪密教的奧秘	葉逯謙譯	120 元
3. 觀音大法力	田口日勝著	120 元
4. 觀音法力的大功德	田口日勝著	120 元
5. 達摩禪 106 智慧	劉華亭編譯	220 元
6. 有趣的佛教研究	葉逯謙編譯	170 元
7. 夢的開運法	蕭京凌譯	130 元
8. 禪學智慧	柯素娥編譯	130 元
9. 女性佛教入門	許俐萍譯	110 元
10. 佛像小百科	心靈雅集編譯組	130 元
11. 佛教小百科趣談	心靈雅集編譯組	120 元
12. 佛教小百科漫談	心靈雅集編譯組	150 元
13. 佛教知識小百科	心靈雅集編譯組	150 元
14. 佛學名言智慧	松濤弘道著	220 元
15. 釋迦名言智慧	松濤弘道著	220 元
16. 活人禪	平田精耕著	120 元
17. 坐禪入門	柯素娥編譯	150 元
18. 現代禪悟	柯素娥編譯	130 元
19. 道元禪師語錄	心靈雅集編譯組	130 元
20. 佛學經典指南	心靈雅集編譯組	130 元
21. 何謂「生」阿含經	心靈雅集編譯組	150 元
22. 一切皆空　般若心經	心靈雅集編譯組	180 元
23. 超越迷惘　法句經	心靈雅集編譯組	130 元
24. 開拓宇宙觀　華嚴經	心靈雅集編譯組	180 元
25. 真實之道　法華經	心靈雅集編譯組	130 元
26. 自由自在　涅槃經	心靈雅集編譯組	130 元
27. 沈默的教示　維摩經	心靈雅集編譯組	150 元
28. 開通心眼　佛語佛戒	心靈雅集編譯組	130 元
29. 揭秘寶庫　密教經典	心靈雅集編譯組	180 元
30. 坐禪與養生	廖松濤譯	110 元
31. 釋尊十戒	柯素娥編譯	120 元
32. 佛法與神通	劉欣如編著	120 元

33. 悟（正法眼藏的世界） 柯素娥編譯 120 元
34. 只管打坐 劉欣如編著 120 元
35. 喬答摩・佛陀傳 劉欣如編著 120 元
36. 唐玄奘留學記 劉欣如編著 120 元
37. 佛教的人生觀 劉欣如編譯 110 元
38. 無門關(上卷) 心靈雅集編譯組 150 元
39. 無門關(下卷) 心靈雅集編譯組 150 元
40. 業的思想 劉欣如編著 130 元
41. 佛法難學嗎 劉欣如著 140 元
42. 佛法實用嗎 劉欣如著 140 元
43. 佛法殊勝嗎 劉欣如著 140 元
44. 因果報應法則 李常傳編 180 元
45. 佛教醫學的奧秘 劉欣如編著 150 元
46. 紅塵絕唱 海 若著 130 元
47. 佛教生活風情 洪丕謨、姜玉珍著 220 元
48. 行住坐臥有佛法 劉欣如著 160 元
49. 起心動念是佛法 劉欣如著 160 元
50. 四字禪語 曹洞宗青年會 200 元
51. 妙法蓮華經 劉欣如編著 160 元
52. 根本佛教與大乘佛教 葉作森編 180 元
53. 大乘佛經 定方晟著 180 元
54. 須彌山與極樂世界 定方晟著 180 元
55. 阿闍世的悟道 定方晟著 180 元
56. 金剛經的生活智慧 劉欣如著 180 元
57. 佛教與儒教 劉欣如編譯 180 元
58. 佛教史入門 劉欣如編譯 180 元
59. 印度佛教思想史 劉欣如編譯 200 元
60. 佛教與女姓 劉欣如編譯 180 元
61. 禪與人生 洪丕謨主編 260 元

・經 營 管 理・電腦編號 01

◎ 創新經營管理六十六大計(精) 蔡弘文編 780 元
1. 如何獲取生意情報 蘇燕謀譯 110 元
2. 經濟常識問答 蘇燕謀譯 130 元
4. 台灣商戰風雲錄 陳中雄著 120 元
5. 推銷大王秘錄 原一平著 180 元
6. 新創意・賺大錢 王家成譯 90 元
7. 工廠管理新手法 琪 輝著 120 元
10. 美國實業 24 小時 柯順隆譯 80 元
11. 撼動人心的推銷法 原一平著 150 元
12. 高竿經營法 蔡弘文編 120 元
13. 如何掌握顧客 柯順隆譯 150 元
17. 一流的管理 蔡弘文編 150 元

18. 外國人看中韓經濟	劉華亭譯	150元
20. 突破商場人際學	林振輝編著	90元
22. 如何使女人打開錢包	林振輝編著	100元
24. 小公司經營策略	王嘉誠著	160元
25. 成功的會議技巧	鐘文訓編譯	100元
26. 新時代老闆學	黃柏松編著	100元
27. 如何創造商場智囊團	林振輝編譯	150元
28. 十分鐘推銷術	林振輝編譯	180元
29. 五分鐘育才	黃柏松編譯	100元
33. 自我經濟學	廖松濤編譯	100元
34. 一流的經營	陶田生編著	120元
35. 女性職員管理術	王昭國編譯	120元
36. ＩＢＭ的人事管理	鐘文訓編譯	150元
37. 現代電腦常識	王昭國編譯	150元
38. 電腦管理的危機	鐘文訓編譯	120元
39. 如何發揮廣告效果	王昭國編譯	150元
40. 最新管理技巧	王昭國編譯	150元
41. 一流推銷術	廖松濤編譯	150元
42. 包裝與促銷技巧	王昭國編譯	130元
43. 企業王國指揮塔	松下幸之助著	120元
44. 企業精銳兵團	松下幸之助著	120元
45. 企業人事管理	松下幸之助著	100元
46. 華僑經商致富術	廖松濤編譯	130元
47. 豐田式銷售技巧	廖松濤編譯	180元
48. 如何掌握銷售技巧	王昭國編著	130元
50. 洞燭機先的經營	鐘文訓編譯	150元
52. 新世紀的服務業	鐘文訓編譯	100元
53. 成功的領導者	廖松濤編譯	120元
54. 女推銷員成功術	李玉瓊編譯	130元
55. ＩＢＭ人才培育術	鐘文訓編譯	100元
56. 企業人自我突破法	黃琪輝編著	150元
58. 財富開發術	蔡弘文編著	130元
59. 成功的店舖設計	鐘文訓編著	150元
61. 企管回春法	蔡弘文編著	130元
62. 小企業經營指南	鐘文訓編譯	100元
63. 商場致勝名言	鐘文訓編譯	150元
64. 迎接商業新時代	廖松濤編譯	100元
66. 新手股票投資入門	何朝乾編著	200元
67. 上揚股與下跌股	何朝乾編譯	180元
68. 股票速成學	何朝乾編譯	200元
69. 理財與股票投資策略	黃俊豪編著	180元
70. 黃金投資策略	黃俊豪編著	180元
71. 厚黑管理學	廖松濤編譯	180元
72. 股市致勝格言	呂梅莎編譯	180元

73. 透視西武集團	林谷燁編譯	150元
76. 巡迴行銷術	陳蒼杰譯	150元
77. 推銷的魔術	王嘉誠譯	120元
78. 60秒指導部屬	周蓮芬編譯	150元
79. 精銳女推銷員特訓	李玉瓊編譯	130元
80. 企劃、提案、報告圖表的技巧	鄭汶譯	180元
81. 海外不動產投資	許達守編譯	150元
82. 八百伴的世界策略	李玉瓊譯	150元
83. 服務業品質管理	吳宜芬譯	180元
84. 零庫存銷售	黃東謙編譯	150元
85. 三分鐘推銷管理	劉名揚編譯	150元
86. 推銷大王奮鬥史	原一平著	150元
87. 豐田汽車的生產管理	林谷燁編譯	150元

・成 功 寶 庫・電腦編號 02

1. 上班族交際術	江森滋著	100元
2. 拍馬屁訣竅	廖玉山編譯	110元
4. 聽話的藝術	歐陽輝編譯	110元
9. 求職轉業成功術	陳義編著	110元
10. 上班族禮儀	廖玉山編著	120元
11. 接近心理學	李玉瓊編著	100元
12. 創造自信的新人生	廖松濤編著	120元
15. 神奇瞬間瞑想法	廖松濤編譯	100元
16. 人生成功之鑰	楊意苓編著	150元
19. 給企業人的諍言	鐘文訓編著	120元
20. 企業家自律訓練法	陳義編譯	100元
21. 上班族妖怪學	廖松濤編著	100元
22. 猶太人縱橫世界的奇蹟	孟佑政編著	110元
25. 你是上班族中強者	嚴思圖編著	100元
30. 成功頓悟100則	蕭京凌編譯	130元
32. 知性幽默	李玉瓊編譯	130元
33. 熟記對方絕招	黃靜香編譯	100元
37. 察言觀色的技巧	劉華亭編著	180元
38. 一流領導力	施義彥編譯	120元
40. 30秒鐘推銷術	廖松濤編譯	150元
41. 猶太成功商法	周蓮芬編譯	120元
42. 尖端時代行銷策略	陳蒼杰編著	100元
43. 顧客管理學	廖松濤編著	100元
44. 如何使對方說Yes	程羲編著	150元
47. 上班族口才學	楊鴻儒譯	120元
48. 上班族新鮮人須知	程羲編著	120元
49. 如何左右逢源	程羲編著	130元
50. 語言的心理戰	多湖輝著	130元

55. 性惡企業管理學　陳蒼杰譯　130元
56. 自我啟發200招　楊鴻儒編著　150元
57. 做個傑出女職員　劉名揚編著　130元
58. 靈活的集團營運術　楊鴻儒編著　120元
60. 個案研究活用法　楊鴻儒編著　130元
61. 企業教育訓練遊戲　楊鴻儒編著　120元
62. 管理者的智慧　程義編譯　130元
63. 做個佼佼管理者　馬筱莉編譯　130元
67. 活用禪學於企業　柯素娥編譯　130元
69. 幽默詭辯術　廖玉山編譯　150元
70. 拿破崙智慧箴言　柯素娥編譯　130元
71. 自我培育・超越　蕭京凌編譯　150元
74. 時間即一切　沈永嘉編譯　130元
75. 自我脫胎換骨　柯素娥譯　150元
76. 贏在起跑點　人才培育鐵則　楊鴻儒編譯　150元
77. 做一枚活棋　李玉瓊編譯　130元
78. 面試成功戰略　柯素娥編譯　130元
81. 瞬間攻破心防法　廖玉山編譯　120元
82. 改變一生的名言　李玉瓊編譯　130元
83. 性格性向創前程　楊鴻儒編譯　130元
84. 訪問行銷新竅門　廖玉山編譯　150元
85. 無所不達的推銷話術　李玉瓊編譯　150元

・處　世　智　慧・電腦編號03

1. 如何改變你自己　陸明編譯　120元
6. 靈感成功術　譚繼山編譯　80元
8. 扭轉一生的五分鐘　黃柏松編譯　100元
10. 現代人的詭計　林振輝譯　100元
13. 口才必勝術　黃柏松編譯　120元
14. 女性的智慧　譚繼山編譯　90元
16. 人生的體驗　陸明編譯　80元
18. 幽默吹牛術　金子登著　90元
19. 攻心說服術　多湖輝著　100元
24. 慧心良言　亦奇著　80元
25. 名家慧語　蔡逸鴻主編　90元
28. 如何發揮你的潛能　陸明編譯　90元
29. 女人身態語言學　李常傳譯　130元
30. 摸透女人心　張文志譯　90元
32. 給女人的悄悄話　妮倩編譯　90元
34. 如何開拓快樂人生　陸明編譯　90元
36. 成功的捷徑　鐘文訓譯　70元
37. 幽默逗笑術　林振輝著　120元
38. 活用血型讀書法　陳炳崑譯　80元

39. 心　燈	葉于模著	100 元
40. 當心受騙	林顯茂譯	90 元
41. 心・體・命運	蘇燕謀譯	70 元
43. 宮本武藏五輪書金言錄	宮本武藏著	100 元
47. 成熟的愛	林振輝譯	120 元
48. 現代女性駕馭術	蔡德華著	90 元
49. 禁忌遊戲	酒井潔著	90 元
52. 摸透男人心	劉華亭編譯	80 元
53. 如何達成願望	謝世輝著	90 元
54. 創造奇蹟的「想念法」	謝世輝著	90 元
55. 創造成功奇蹟	謝世輝著	90 元
57. 幻想與成功	廖松濤譯	80 元
58. 反派角色的啟示	廖松濤編譯	70 元
59. 現代女性須知	劉華亭編著	75 元
62. 如何突破內向	姜倩怡編譯	110 元
64. 讀心術入門	王家成編譯	100 元
65. 如何解除內心壓力	林美羽編著	110 元
66. 取信於人的技巧	多湖輝著	110 元
68. 自我能力的開拓	卓一凡編著	110 元
70. 縱橫交涉術	嚴思圖編著	90 元
71. 如何培養妳的魅力	劉文珊編著	90 元
75. 個性膽怯者的成功術	廖松濤編譯	100 元
76. 人性的光輝	文可式編著	90 元
79. 培養靈敏頭腦秘訣	廖玉山編著	90 元
80. 夜晚心理術	鄭秀美編譯	80 元
81. 如何做個成熟的女性	李玉瓊編著	80 元
82. 現代女性成功術	劉文珊編著	90 元
83. 成功說話技巧	梁惠珠編譯	100 元
84. 人生的真諦	鐘文訓編譯	100 元
85. 妳是人見人愛的女孩	廖松濤編著	120 元
87. 指尖・頭腦體操	蕭京凌編譯	90 元
88. 電話應對禮儀	蕭京凌編著	120 元
89. 自我表現的威力	廖松濤編譯	100 元
90. 名人名語啟示錄	喬家楓編著	100 元
91. 男與女的哲思	程鐘梅編譯	110 元
92. 靈思慧語	牧風著	110 元
93. 心靈夜語	牧風著	100 元
94. 激盪腦力訓練	廖松濤編譯	100 元
95. 三分鐘頭腦活性法	廖玉山編譯	110 元
96. 星期一的智慧	廖玉山編譯	100 元
97. 溝通說服術	賴文琇編譯	100 元

・健 康 與 美 容・電腦編號 04

3. 媚酒傳(中國王朝秘酒)	陸明主編	120 元
5. 中國回春健康術	蔡一藩著	100 元
6. 奇蹟的斷食療法	蘇燕謀譯	130 元
8. 健美食物法	陳炳崑譯	120 元
9. 驚異的漢方療法	唐龍編著	90 元
10. 不老強精食	唐龍編著	100 元
12. 五分鐘跳繩健身法	蘇明達譯	100 元
13. 睡眠健康法	王家成譯	80 元
14. 你就是名醫	張芳明譯	90 元
19. 釋迦長壽健康法	譚繼山譯	90 元
20. 腳部按摩健康法	譚繼山譯	120 元
21. 自律健康法	蘇明達譯	90 元
23. 身心保健座右銘	張仁福著	160 元
24. 腦中風家庭看護與運動治療	林振輝譯	100 元
25. 秘傳醫學人相術	成玉主編	120 元
26. 導引術入門(1)治療慢性病	成玉主編	110 元
27. 導引術入門(2)健康・美容	成玉主編	110 元
28. 導引術入門(3)身心健康法	成玉主編	110 元
29. 妙用靈藥・蘆薈	李常傳譯	150 元
30. 萬病回春百科	吳通華著	150 元
31. 初次懷孕的 10 個月	成玉編譯	130 元
32. 中國秘傳氣功治百病	陳炳崑編譯	130 元
35. 仙人長生不老學	陸明編譯	100 元
36. 釋迦秘傳米粒刺激法	鐘文訓譯	120 元
37. 痔・治療與預防	陸明編譯	130 元
38. 自我防身絕技	陳炳崑編譯	120 元
39. 運動不足時疲勞消除法	廖松濤譯	110 元
40. 三溫暖健康法	鐘文訓編譯	90 元
43. 維他命與健康	鐘文訓譯	150 元
45. 森林浴一綠的健康法	劉華亭編譯	80 元
47. 導引術入門(4)酒浴健康法	成玉主編	90 元
48. 導引術入門(5)不老回春法	成玉主編	90 元
49. 山白竹（劍竹）健康法	鐘文訓譯	90 元
50. 解救你的心臟	鐘文訓編譯	100 元
52. 超人氣功法	陸明編譯	110 元
54. 借力的奇蹟(1)	力拔山著	100 元
55. 借力的奇蹟(2)	力拔山著	100 元
56. 五分鐘小睡健康法	呂添發撰	120 元
59. 艾草健康法	張汝明編譯	90 元
60. 一分鐘健康診斷	蕭京凌編譯	90 元
61. 念術入門	黃靜香編譯	90 元

62. 念術健康法	黃靜香編譯	90元
63. 健身回春法	梁惠珠編譯	100元
64. 姿勢養生法	黃秀娟編譯	90元
65. 仙人瞑想法	鐘文訓譯	120元
66. 人蔘的神效	林慶旺譯	100元
67. 奇穴治百病	吳通華著	120元
68. 中國傳統健康法	靳海東著	100元
71. 酵素健康法	楊皓編譯	120元
73. 腰痛預防與治療	五味雅吉著	130元
74. 如何預防心臟病・腦中風	譚定長等著	100元
75. 少女的生理秘密	蕭京凌譯	120元
76. 頭部按摩與針灸	楊鴻儒譯	100元
77. 雙極療術入門	林聖道著	100元
78. 氣功自療法	梁景蓮著	120元
79. 大蒜健康法	李玉瓊編譯	120元
81. 健胸美容秘訣	黃靜香譯	120元
82. 鍺奇蹟療效	林宏儒譯	120元
83. 三分鐘健身運動	廖玉山譯	120元
84. 尿療法的奇蹟	廖玉山譯	120元
85. 神奇的聚積療法	廖玉山譯	120元
86. 預防運動傷害伸展體操	楊鴻儒編譯	120元
88. 五日就能改變你	柯素娥譯	110元
89. 三分鐘氣功健康法	陳美華譯	120元
91. 道家氣功術	早島正雄著	130元
92. 氣功減肥術	早島正雄著	120元
93. 超能力氣功法	柯素娥譯	130元
94. 氣的瞑想法	早島正雄著	120元

・家　庭／生　活・電腦編號 05

1. 單身女郎生活經驗談	廖玉山編著	100元
2. 血型・人際關係	黃靜編著	120元
3. 血型・妻子	黃靜編著	110元
4. 血型・丈夫	廖玉山編譯	130元
5. 血型・升學考試	沈永嘉編譯	120元
6. 血型・臉型・愛情	鐘文訓編譯	120元
7. 現代社交須知	廖松濤編譯	100元
8. 簡易家庭按摩	鐘文訓編譯	150元
9. 圖解家庭看護	廖玉山編譯	120元
10. 生男育女隨心所欲	岡正基編著	160元
11. 家庭急救治療法	鐘文訓編著	100元
12. 新孕婦體操	林曉鐘譯	120元
13. 從食物改變個性	廖玉山編譯	100元
14. 藥草的自然療法	東城百合子著	200元

15. 糙米菜食與健康料理	東城百合子著	180元
16. 現代人的婚姻危機	黃靜編著	90元
17. 親子遊戲　0歲	林慶旺編譯	100元
18. 親子遊戲　1～2歲	林慶旺編譯	110元
19. 親子遊戲　3歲	林慶旺編譯	100元
20. 女性醫學新知	林曉鐘編譯	180元
21. 媽媽與嬰兒	張汝明編譯	180元
22. 生活智慧百科	黃靜編譯	100元
23. 手相・健康・你	林曉鐘編譯	120元
24. 菜食與健康	張汝明編譯	110元
25. 家庭素食料理	陳東達著	140元
26. 性能力活用秘法	米開・尼里著	150元
27. 兩性之間	林慶旺編譯	120元
28. 性感經穴健康法	蕭京凌編譯	150元
29. 幼兒推拿健康法	蕭京凌編譯	100元
30. 談中國料理	丁秀山編著	100元
31. 舌技入門	增田豐著	160元
32. 預防癌症的飲食法	黃靜香編譯	150元
33. 性與健康寶典	黃靜香編譯	180元
34. 正確避孕法	蕭京凌編譯	180元
35. 吃的更漂亮美容食譜	楊萬里著	120元
36. 圖解交際舞速成	鐘文訓編譯	150元
37. 觀相導引術	沈永嘉譯	130元
38. 初為人母12個月	陳義譯	180元
39. 圖解麻將入門	顧安行編譯	180元
40. 麻將必勝秘訣	石利夫編譯	180元
41. 女性一生與漢方	蕭京凌編譯	100元
42. 家電的使用與修護	鐘文訓編譯	160元
43. 錯誤的家庭醫療法	鐘文訓編譯	100元
44. 簡易防身術	陳慧珍編譯	150元
45. 茶健康法	鐘文訓編譯	130元
46. 雞尾酒大全	劉雪卿譯	180元
47. 生活的藝術	沈永嘉編著	120元
48. 雜草雜果健康法	沈永嘉編著	120元
49. 如何選擇理想妻子	荒谷慈著	110元
50. 如何選擇理想丈夫	荒谷慈著	110元
51. 中國食與性的智慧	根本光人著	150元
52. 開運法話	陳宏男譯	100元
53. 禪語經典＜上＞	平田精耕著	150元
54. 禪語經典＜下＞	平田精耕著	150元
55. 手掌按摩健康法	鐘文訓譯	180元
56. 腳底按摩健康法	鐘文訓譯	180元
57. 仙道運氣健身法	李玉瓊譯	150元
58. 健心、健體呼吸法	蕭京凌譯	120元

59. 自彊術入門	蕭京凌譯	120 元
60. 指技入門	增田豐著	160 元
61. 下半身鍛鍊法	增田豐著	180 元
62. 表象式學舞法	黃靜香編譯	180 元
63. 圖解家庭瑜伽	鐘文訓譯	130 元
64. 食物治療寶典	黃靜香編譯	130 元
65. 智障兒保育入門	楊鴻儒譯	130 元
66. 自閉兒童指導入門	楊鴻儒譯	180 元
67. 乳癌發現與治療	黃靜香譯	130 元
68. 盆栽培養與欣賞	廖啟新編譯	180 元
69. 世界手語入門	蕭京凌編譯	180 元
70. 賽馬必勝法	李錦雀編譯	200 元
71. 中藥健康粥	蕭京凌編譯	120 元
72. 健康食品指南	劉文珊編譯	130 元
73. 健康長壽飲食法	鐘文訓編譯	150 元
74. 夜生活規則	增田豐著	160 元
75. 自製家庭食品	鐘文訓編譯	200 元
76. 仙道帝王招財術	廖玉山譯	130 元
77. 「氣」的蓄財術	劉名揚譯	130 元
78. 佛教健康法入門	劉名揚譯	130 元
79. 男女健康醫學	郭汝蘭譯	150 元
80. 成功的果樹培育法	張煌編譯	130 元
81. 實用家庭菜園	孔翔儀編譯	130 元
82. 氣與中國飲食法	柯素娥編譯	130 元
83. 世界生活趣譚	林其英著	160 元
84. 胎教二八〇天	鄭淑美譯	220 元
85. 酒自己動手釀	柯素娥編著	160 元
86. 自己動「手」健康法	劉雪卿譯	160 元
87. 香味活用法	森田洋子著	160 元
88. 寰宇趣聞搜奇	林其英著	200 元
89. 手指回旋健康法	栗田昌裕著	200 元
90. 家庭巧妙收藏	蘇秀玉譯	200 元
91. 餐桌禮儀入門	風間璋子著	200 元
92. 住宅設計要訣	吉田春美著	200 元

・命 理 與 預 言・電腦編號 06

1. 12 星座算命術	訪星珠著	200 元
2. 中國式面相學入門	蕭京凌編著	180 元
3. 圖解命運學	陸明編著	200 元
4. 中國秘傳面相術	陳炳崑編著	180 元
5. 13 星座占星術	馬克・矢崎著	200 元
6. 命名彙典	水雲居士編著	180 元
7. 簡明紫微斗術命運學	唐龍編著	220 元

8. 住宅風水吉凶判斷法	琪輝編譯	180 元
9. 鬼谷算命秘術	鬼谷子著	200 元
10. 密教開運咒法	中岡俊哉著	250 元
11. 女性星魂術	岩滿羅門著	200 元
12. 簡明四柱推命學	李常傳編譯	150 元
13. 手相鑑定奧秘	高山東明著	200 元
14. 簡易精確手相	高山東明著	200 元
15. 13 星座戀愛占卜	彤雲編譯組	200 元
16. 女巫的咒法	柯素娥譯	230 元
17. 六星命運占卜學	馬文莉編著	230 元
18. 樸克牌占卜入門	王家成譯	100 元
19. A血型與十二生肖	鄒雲英編譯	90 元
20. B血型與十二生肖	鄒雲英編譯	90 元
21. O血型與十二生肖	鄒雲英編譯	100 元
22. AB血型與十二生肖	鄒雲英編譯	90 元
23. 筆跡占卜學	周子敬著	220 元
24. 神秘消失的人類	林達中譯	80 元
25. 世界之謎與怪談	陳炳崑譯	80 元
26. 符咒術入門	柳玉山人編	150 元
27. 神奇的白符咒	柳玉山人編	160 元
28. 神奇的紫等咒	柳玉山人編	200 元
29. 秘咒魔法開運術	吳慧鈴編譯	180 元
30. 諾米空秘咒法	馬克・矢崎編著	220 元
31. 改變命運的手相術	鐘文訓著	120 元
32. 黃帝手相占術	鮑黎明著	230 元
33. 惡魔的咒法	杜美芳譯	230 元
34. 腳相開運術	王瑞禎譯	130 元
35. 面相開運術	許麗玲譯	150 元
36. 房屋風水與運勢	邱震睿編譯	200 元
37. 商店風水與運勢	邱震睿編譯	200 元
38. 諸葛流天文遁甲	巫立華譯	150 元
39. 聖帝五龍占術	廖玉山譯	180 元
40. 萬能神算	張助馨編著	120 元
41. 神祕的前世占卜	劉名揚譯	150 元
42. 諸葛流奇門遁甲	巫立華譯	150 元
43. 諸葛流四柱推命	巫立華譯	180 元
44. 室內擺設創好運	小林祥晃著	200 元
45. 室內裝潢開運法	小林祥晃著	230 元
46. 新・大開運吉方位	小林祥晃著	200 元
47. 風水的奧義	小林祥晃著	200 元
48. 開運風水收藏術	小林祥晃著	200 元
49. 商場開運風水術	小林祥晃著	200 元
50. 骰子開運易占	立野清隆著	250 元
51. 四柱推命愛情運	李芳黛譯	220 元

國家圖書館出版品預行編目資料

了解避孕丸／北村邦夫著；林玉佩譯，
－初版－臺北市，大展，民 87
168 面；21 公分－（家庭醫學保健；51）
譯自：ピルの分かる本
ISBN 957-557-889-9（平裝）
1. 避孕藥 2. 性知識
418.247　　87015160

PILL NO WAKARU HON
© KUNIO KITAMURA 1996
Originally published in Japan in 1996 by NIHON TANPA HOUSOU.
Chinese translation rights arranged through TOHAN CORPORATION, TOKYO
And KEIO Cultural Enterprise CO., LTD

版權仲介：京王文化事業有限公司

【版權所有・翻印必究】

了解避孕丸

ISBN 957-557-889-9

原著者／北村邦夫
編譯者／林玉佩
發行人／蔡森明
出版者／大展出版社有限公司
社址／台北市北投區（石牌）致遠一路 2 段 12 巷 1 號
電話／(02) 28236031・28236033
傳真／(02) 28272069
郵政劃撥／0166955—1
登記證／局版臺業字第 2171 號
承印者／國順圖書印刷公司
裝訂／嶸興裝訂有限公司
排版者／千兵企業有限公司
電話／(02) 28812643
初版1刷／1998 年（民 87 年）12 月

定價／200 元

●本書若有破損、缺頁敬請寄回本社更換●

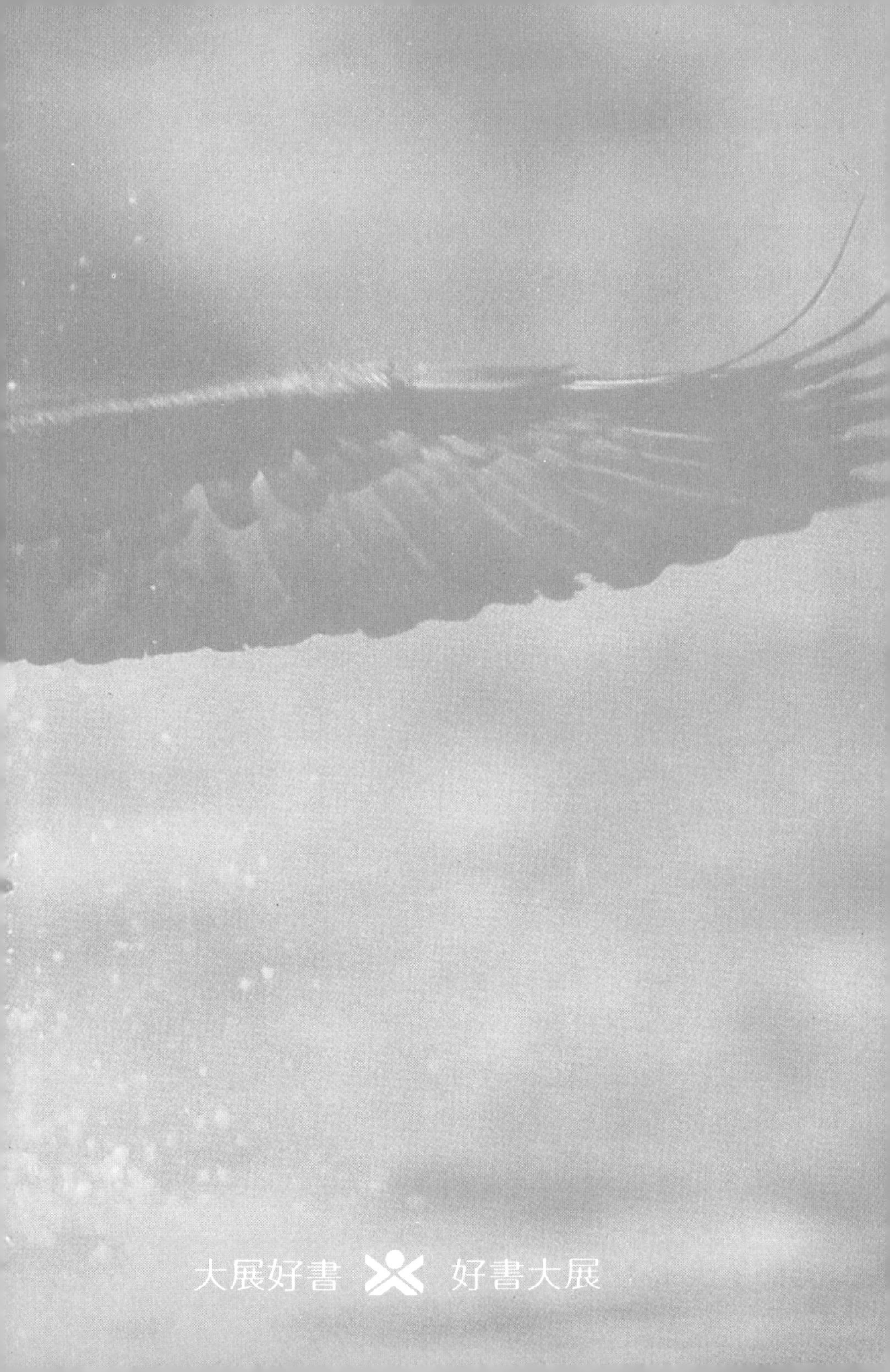
大展好書 好書大展

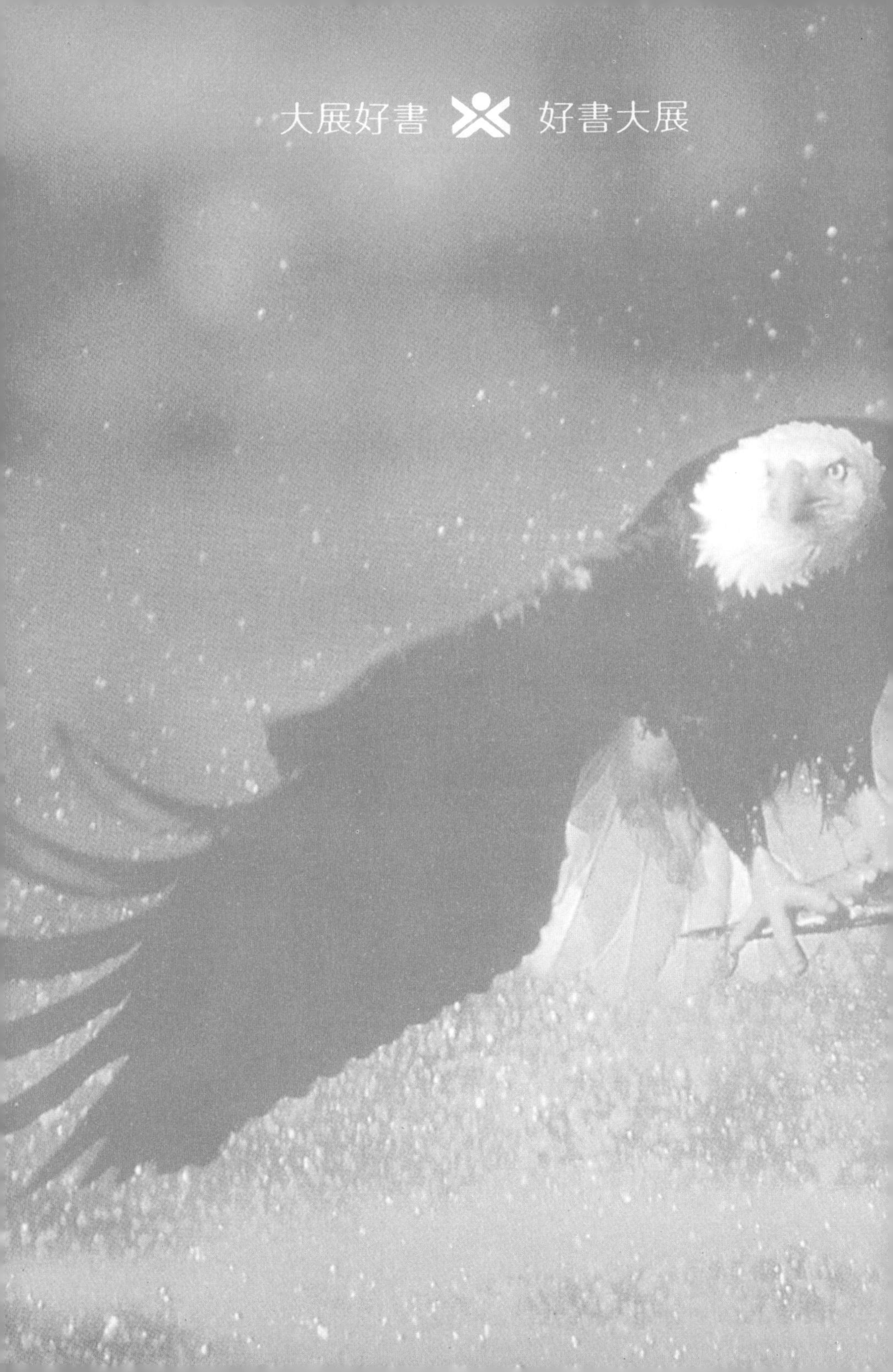
大展好書 好書大展